Kerstin Leppert

Fruchtbarkeitsyoga

Kerstin Leppert

Fruchtbarkeitsyoga

Natürlich schwanger werden

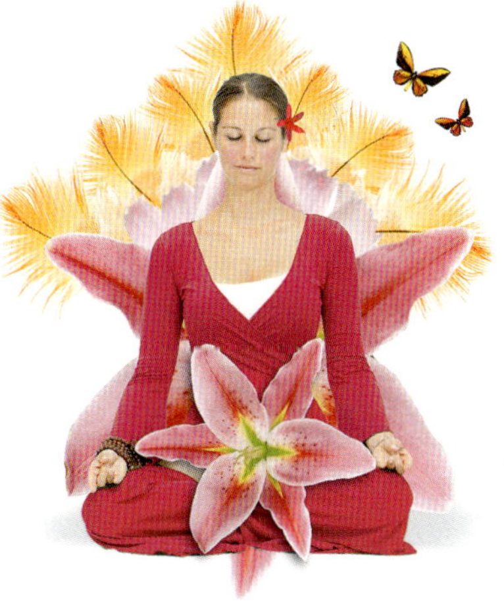

nymphenburger

Yoga kann von jedem praktiziert werden. Üben Sie achtsam und beachten Sie Ihre körperlichen Grenzen. Obwohl die Übungen in diesem Buch von Autorin und Verlag sorgfältig geprüft wurden, kann keine Garantie übernommen werden. Jegliche Haftung der Autorin bzw. des Verlages und seiner Beauftragten für Gesundheits- sowie Personenschäden bzw. den Nichteintritt des Erfolges ist ausgeschlossen. Bei akuten Erkrankungen verzichten Sie auf das Training. Falls Sie unter chronischen Krankheiten leiden, suchen Sie zuvor einen Arzt auf.

Für E. und L.

Umschlag- und Innengestaltung: atelier-sanna.com, München
Umschlagmotiv: atelier-sanna.com, München; © Murat Subatli; © MartiniDry; © Subbotina Anna – fotolia.com
Fotos Innenteil: S.7 © lily, S.9 © Stefan Balk, S.12 © Jugulator, S.21 © diez-artwork, S.25 u. S.142 © magann, S.26 © vision images, S.30 © Marco Mayer, S.36 © EMrpize, S.39 © sarsmis, S.47 © Angela, S.53 © Sergey Peterman, S.56 © angrylittledwarf, S.101 © Anette Linnea Rasmus, S.104 © Christian Malsch, S.114 u. S.125 © felinda, S.132 © Renate Flormann, S.145 © PhotoSG, S.147 © jundream, S.150 © Andres Rodriguez, S.154 © Stephen Coburn – fotolia.com
Übungsfotos Innenteil: Bert Harder, Kerstin Leppert
Fotomodelle: Steven Beik, Nicole Werner, Kerstin Leppert
Gesetzt aus der 9,5 pt/13 pt MetaPlusNormal
Druck und Binden: Finidr s.r.o.
Printed in the EU
ISBN 978-3-485-01376-5

MIX
Papier aus verantwortungsvollen Quellen
FSC www.fsc.org
FSC® C084279

www.nymphenburger-verlag.de

Inhalt

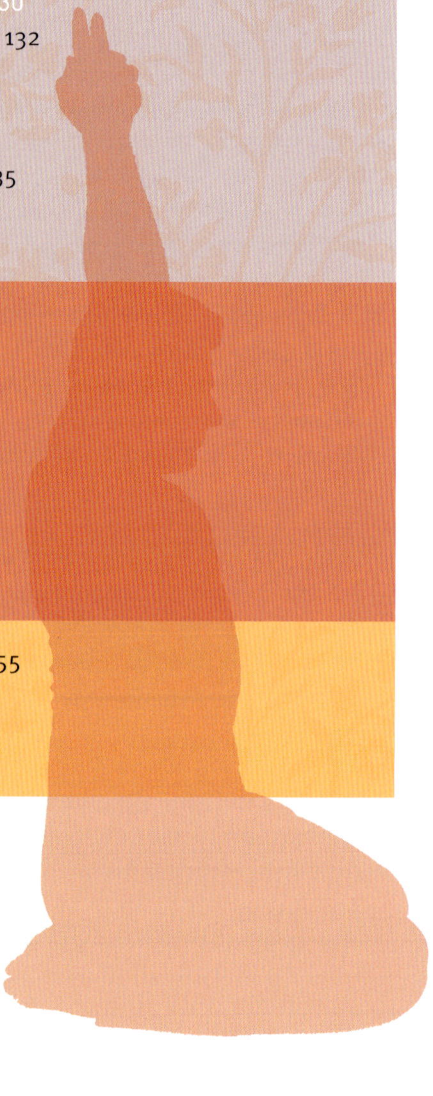

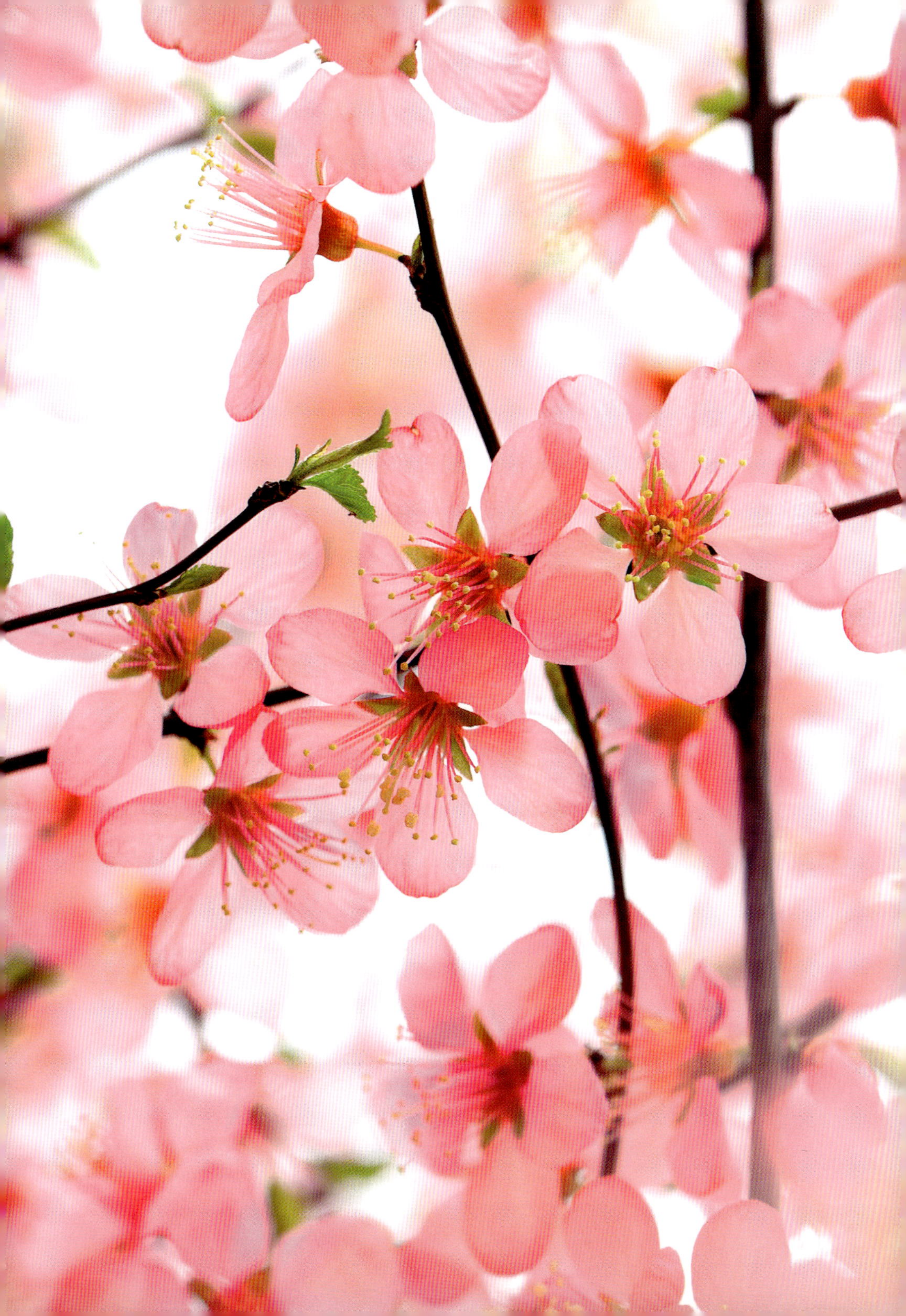

Vorwort

Liebe Leserin, lieber Leser,

Sie haben dieses Buch gekauft, weil Sie sich ein Kind wünschen. Möglicherweise haben Sie bewusst entschieden, sich auf die Schwangerschaft optimal vorzubereiten, anstatt den Dingen ihren Lauf zu lassen und irgendwann mehr oder minder überraschend zu erfahren, dass mit Nachwuchs zu rechnen ist. Ihre Lebenssituation sieht vielleicht so aus: Sie haben den richtigen Partner an Ihrer Seite und den optimalen Zeitpunkt für ein Kind gewählt, abgestimmt auf Ihre Berufs- und Lebensplanung. Nun möchten Sie Körper und Seele fit machen für die Herausforderungen von Schwangerschaft und Geburt – mit sanften und zugleich stärkenden Übungen aus dem Fruchtbarkeitsyoga.

Fruchtbarkeitsyoga ist ein System aus Körper- und Atemübungen, Meditationen, Visualisierungsübungen, Massagen, Entspannung sowie Tipps zu Lebensführung, Ernährung und Bewusstseinsschulung, das Frauen und auch Männer auf ihrem Weg zum Wunschkind unterstützen will.

»Wir möchten ein Kind!« Das klingt so einfach – und für einige ist es das auch. Manche Frauen werden schwanger, ohne groß darüber nachzudenken, und bekommen ihre Kinder scheinbar ohne jedes Problem. Doch für andere ist es ein weiter und beschwerlicher Weg vom Kinderwunsch zum Wunschkind. Ein Kind zu empfangen ist bei aller biologischen und medizinischen »Machbarkeit« immer noch ein Wunder, etwas nicht Planbares, ja Mystisches. Im Yoga spricht man sogar davon, dass Kinder sich ihre Eltern aussuchen, nicht umgekehrt. Daher heißt es ja auch »Empfängnis« – man empfängt ein Baby wie ein Geschenk. Es ist keine Selbstverständlichkeit, dass sich der Kinderwunsch erfüllt, sobald man die Verhütung weglässt. Obwohl wahrscheinlich jeder Geschichten von Paaren kennt, die quasi auf Knopfdruck Kinder bekamen, oder von Frauen, die ungewollt schwanger wurden, ist dies eher die Ausnahme.

Daher wendet sich dieses Buch auch und ganz besonders an Paare, die seit einiger oder geraumer Zeit einen ausgeprägten Kinderwunsch haben, bei denen es bisher jedoch noch nicht »geklappt« hat. Vielleicht ist der Zenit der naturgegebenen Fruchtbarkeit, deren Höhepunkt bei Frauen bei etwa Mitte 20 liegt und die bei Männern ab dem 40. Lebensjahr langsam abnimmt, überschritten. Oder die Frau hatte schon immer einen unregelmäßigen Zyklus. Möglicherweise überlegen Sie nun, ob Sie medizinische Hilfe in Anspruch nehmen, ob Sie Ursachenforschung betreiben sollten, doch Sie haben auch Bedenken, in den Strudel einer diagnostischen und therapeutischen Maschinerie gezogen zu werden. In dieser Situation kann Fruchtbarkeitsyoga helfen, um das Kontrollbedürfnis loszulassen und Körper und Seele bereit zu machen für eine Empfängnis. Natürlich sind die praktischen Übungsprogramme auch als Ergänzung zur Reproduktionsmedizin sinnvoll.

Einer der Grundsätze beim Yoga ist, dass die Energie der Aufmerksamkeit folgt. Daher kann Yoga die Fruchtbarkeit anregen und steigern, indem die Durchblutung in den dafür wichtigen Organen und Drüsen über Bewegungs- und Atemübungen verbessert wird. Auch Männer, bei denen relativ häufig das Problem liegt, wenn das Wunschkund auf sich warten lässt, profitieren von diesen Übungen.

Das regelmäßige Praktizieren der Yogaübungen stärkt Wahrnehmung und Körpergefühl und hilft, »aus dem Kopf in den Bauch« zu kommen. Als Nebeneffekt können bei der Frau Beschwerden wie z. B. das prämenstruelle Syndrom oder schmerzhafte Regelblutungen gelindert werden. Zudem werden die Eierstöcke angeregt und die Gebärmutter optimal aufgerichtet.

Nicht nur auf der körperlichen Ebene setzt Fruchtbarkeitsyoga an. Yoga ist in erster Linie eine geistige Wissenschaft, um mit den Herausforderungen, die das Leben an uns stellt, besser umgehen zu können. Und die Kinderwunschzeit mit all ihren Hoffnungen, Sorgen und Ängsten ist eine echte Belastungsprobe für Nerven, Beziehung und (Selbst-)Vertrauen. Wer Yoga praktiziert, tut sich selbst etwas Gutes, stärkt seine Zuversicht und Gelassenheit.

Ich wünsche Ihnen eine erfüllende und erfüllte Zeit!

Ihre Kerstin Leppert

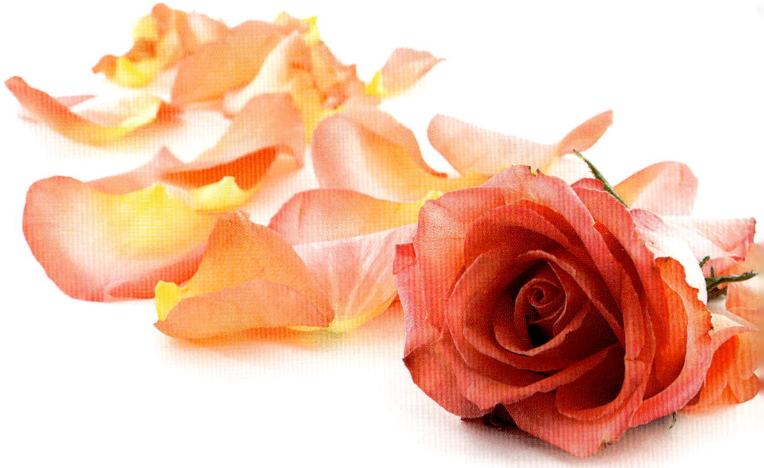

WIE YOGA BEI KINDERWUNSCH HELFEN KANN

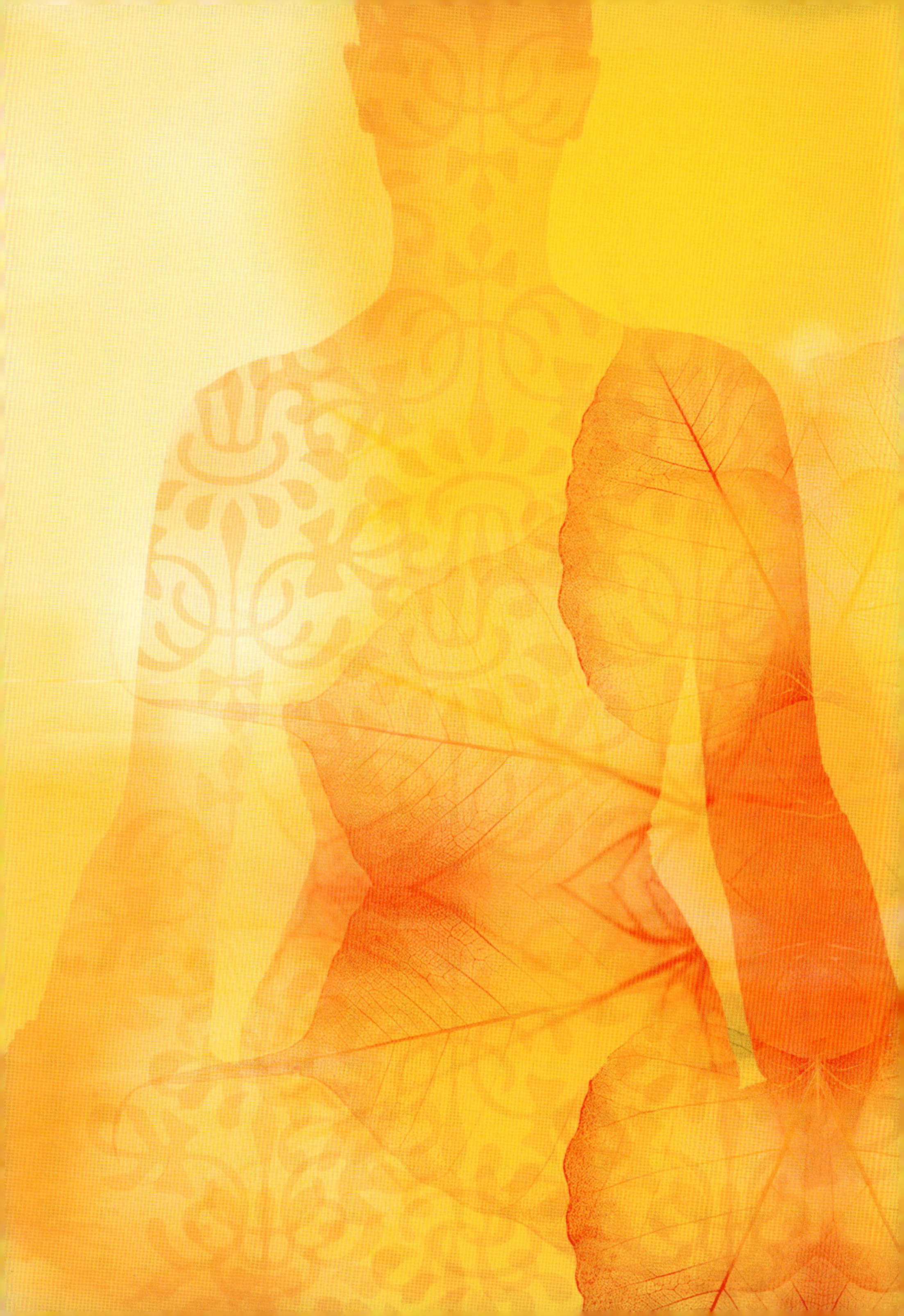

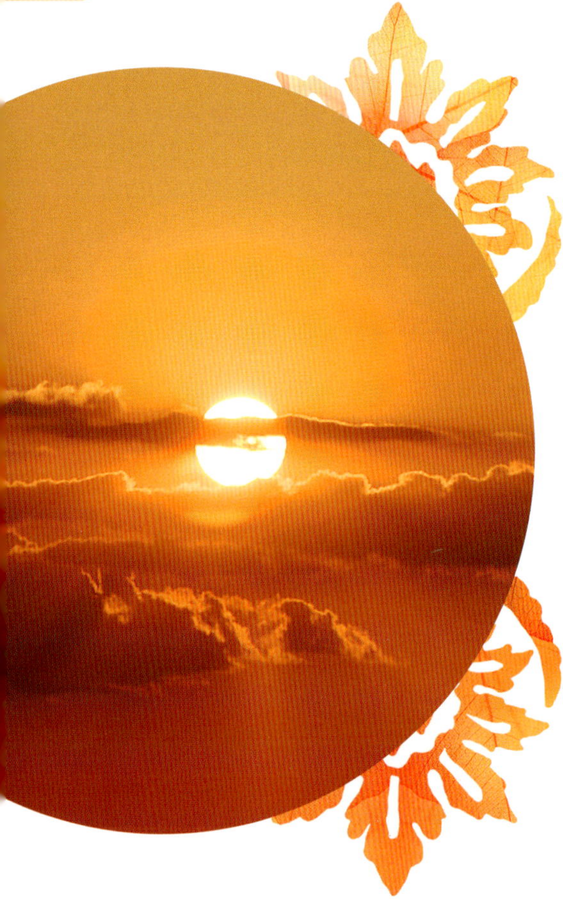

Der weibliche Zyklus und die fruchtbare Phase

Obwohl dies kein medizinischer Ratgeber ist, beginnen wir mit einem kurzen Blick auf den weiblichen Zyklus: Ein modellhafter durchschnittlicher Menstruationszyklus ist 28 Tage lang, wobei die Spannweite zwischen 21 und 35 Tagen liegt. Nur an drei bis fünf Tagen davon ist die Frau fruchtbar. Gerechnet wird von Tag eins der Regelblutung an. Die erste Phase ist die – unterschiedlich lange – Follikel- oder Eireifungsphase, später kommt die Gelbkörperphase, die zwölf bis 14 Tage andauert; dazwischen liegt der Eisprung. Das Ei selbst ist lediglich zwölf bis 18 Stunden befruchtungsfähig – nur, weil die Spermien drei bis fünf Tage in »gutem« Zervixschleim überleben können, kommt man überhaupt auf mehrere fruchtbare Tage.

Viele Frauen vermuten, dass der Eisprung in der Zyklusmitte oder immer um den 14. Tag herum stattfindet. Dies trifft jedoch nur auf den »Musterzyklus« von 28 Tagen zu. Tatsächlich findet der Eisprung zwölf bis 14 Tage, bevor die Regelblutung einsetzt, statt, sodass eine Frau mit einem 33-Tage-Zyklus um den 19. Tag ihren Eisprung hat, eine Frau mit einem 24-Tage-Zyklus jedoch schon am zehnten Zyklustag. Nach dem Eisprung ist die fruchtbare Phase vorüber und es kann in diesem Zyklus keine Schwangerschaft mehr eintreten.

Untersuchungen haben ergeben, dass selbst wenn Sie an den fruchtbaren Tagen miteinander schlafen, die Wahrscheinlichkeit, schwanger zu werden, pro Zyklus nur etwa 25 Prozent beträgt – am Tag nach dem Eisprung sind es unter einem Prozent.

Und so bestimmen Frauen ihre eigene fruchtbare Phase: Protokollieren Sie Ihren Menstruationszyklus über mehrere Monate. Wählen Sie den längsten und den kürzesten Zyklus aus und ziehen Sie jeweils die Zahl 18 ab, um den Beginn der fruchtbaren Phase zu finden. Wenn beispielsweise der längste Zyklus 28 Tage lang war und der kürzeste 22 Tage, dann beginnt die fruchtbare Phase zwischen dem vierten (!) und dem zehnten Tag. Der Eisprung hätte demnach im Beobachtungszeitraum zwischen Tag acht und Tag 14 gelegen. Die gesamte potenziell fruchtbare Phase würde so an Tag vier beginnen und an Tag 14 enden.

Das bedeutet, dass Frauen mit sehr kurzen Zyklen bereits während der Menstruationsblutung fruchtbar sein können; bei Frauen mit langen Zyklen verschiebt sich das Fruchtbarkeitsfenster entsprechend nach hinten; und bei Frauen mit sehr unterschiedlich langen Zyklen ist das Zeitfenster zunächst einmal recht groß. Um es noch weiter einzugrenzen, können Sie Ihre Morgentemperatur vor dem Aufstehen messen, um rückwirkend das Ende der fruchtbaren Phase zu bestimmen. Sobald ein Anstieg von 0,4 bis 0,8 Grad Celsius stattgefunden hat, wissen Sie, dass der Eisprung in den vergangenen zwölf bis 24 Stunden stattgefunden hat. Das Wissen darum kann dann im nächsten Zyklus wichtig sein. Oder Sie achten auf Ihren Zyklusschleim und Ihre Libido. Dazu bedarf es einer feinfühligen Selbstbeobachtung, die Sie trainieren können. Yoga hilft dabei, die Wahrnehmung für den eigenen Körper zu schärfen und sensibler zu werden. Der Zyklusschleim variiert von trocken/nicht vorhanden (vor der Blutung) über klebrig und ziehbar (vor dem Eisprung) bis zu glasig und nass (beim Eisprung). Viele Frauen fühlen sich rund um den Eisprung erotischer und sinnlicher und haben größere Lust, mit ihrem Partner zu schlafen. Rein biologisch ist das ja auch sinnvoll: Die Natur möchte erreichen, dass Sie sich fortpflanzen und in Ihrer fruchtbaren Phase Geschlechtsverkehr haben ... Wenn Sie allerdings lange Zeit hormonell verhütet haben, kann es etwas dauern, bis sich derartige Empfindungen wieder einstellen.

Wenn das Wunschkind auf sich warten lässt

Früher bekamen die meisten Frauen schon in jungen Jahren Kinder. Noch in den 1960er-Jahren waren viele Frauen mit Mitte 20 bereits mehrfache Mütter. Das Alter der Erstgebärenden stieg in den vergangenen 50 Jahren in den Industrienationen immer weiter an, heute liegt es bei knapp 30. Als ich 1993 meine Tochter zur Welt brachte, war ich mit meinen 25 Jahren ein Sonderfall unter meinen Freundinnen, von denen die meisten noch nicht mal ans Kinderkriegen dachten. Ich hatte damals auf natürliche Weise verhütet –

allerdings ohne die Besonderheiten eines kurzen Zyklus zu kennen. Meine Tochter wurde an einem vermeintlich sicheren Tag gezeugt, nämlich bereits am vierten Zyklustag …
Heutzutage planen die meisten Paare ihr Leben nach dem Drei-Phasen-Modell: erst Schule und Ausbildung/Studium, dann ein paar Berufsjahre und schließlich Partnersuche und Familiengründung. Rund 70 Prozent der Schwangerschaften werden heute Schätzungen zufolge geplant. Nachdem sie einen nicht unerheblichen Teil ihrer fruchtbaren Jahre erfolgreich verhütet haben, setzen die Frauen die Pille ab und erwarten, sofort schwanger zu werden. Bei einem Großteil klappt das in den folgenden zwölf Zyklen: Acht bis neun von zehn Frauen sind innerhalb eines Jahres »guter Hoffnung«, wie man früher sagte, als das Kinderkriegen noch einen größeren mystischen Anteil hatte.
Das bedeutet auch, dass immerhin zehn bis 20 Prozent der Frauen mit Kinderwunsch nach Jahresfrist immer noch auf den blauen Streifen beim Schwangerschaftstest warten und allmählich von Monat zu Monat mutloser werden. Von einer Fruchtbarkeitsstörung, einer Subfertilität, spricht man dann, wenn nach einem Jahr ungeschütztem Sex noch keine Schwangerschaft eingetreten ist. Die Gründe hierfür liegen statistisch gesehen zu gleichen Teilen bei der Frau und beim Mann und zu einem kleinen Teil bei beiden. Oft findet sich gar kein medizinischer Grund, dann spricht man von einer idiopathischen Fruchtbarkeitsstörung. Noch ist alles möglich, doch wie überbrückt man die Wartezeit, wenn das Ticken der biologischen Uhr immer lauter wird und der Wunsch nach einem Kind schier übermächtig?
Faktisch erschwert ein zunehmendes Alter tatsächlich die schnelle Erfüllung des Kinderwunsches, denn die Eizellen sind so alt wie die Frau selbst. Schon bei ihrer eigenen Geburt sind alle Eizellen im Körper angelegt. Seit der Pubertät reift Monat für Monat ein Ei heran, baut sich die Gebärmutterschleimhaut auf, um dann mit der Blutung abgestoßen zu werden, wenn das Ei nicht befruchtet wurde. Die hochfruchtbaren Jahre zwischen 18 und 24 sind vergangen, bevor das Paar überhaupt an Kinder gedacht hat. »Ältere« Eier haben jedoch öfter Chromosomenschäden, was die Wahrscheinlichkeit verringert, bei Sex an den fruchtbaren Tagen schwanger zu werden, und zusätzlich noch das Fehlgeburtsrisiko erhöht. Möglicherweise haben unbemerkt verlaufene Unterleibsinfektionen dazu geführt, dass die Eileiter verklebt sind. Wenn eine Frau schon Operationen an den Eierstöcken hinter sich hat oder an Endometriose leidet, verringert sich die Wahrscheinlichkeit, bald das Wunschkind in den Armen zu halten. Es gibt noch eine Vielzahl anderer organischer Gründe bei Frauen wie auch bei Männern, die die Erfüllung des Kinderwunsches erschwe-

ren. Das Hauptaugenmerk dieses Buches soll jedoch nicht auf der rein medizinischen Ebene liegen.

Wie Stress die Fertilität einschränkt

Stress ist ein viel strapazierter Begriff und ein in der heutigen Zeit vorherrschendes Thema. Dabei sind wir dafür gemacht, in einem Wechsel von Spannung und Entspannung zu leben, Anstrengungen zu unternehmen, Herausforderungen zu meistern. Ein Leben in der Hängematte wäre auf Dauer für die Wenigsten befriedigend – so verlockend es auch erscheinen mag, würde im Zweifelsfall schnell Langeweile aufkommen. Doch viele Menschen fühlen sich vom Druck der permanenten Anforderungen, die in Job, Privatleben und sogar in der Freizeit an sie gestellt werden, überfordert und gestresst. Man braucht nicht darüber zu diskutieren, ob früher mehr und härter gearbeitet wurde – Fakt ist, dass innere und äußere Belastungen, die bewusst oder unbewusst auf uns wirken, zu einem multifaktoriellen Prozess führen können, dessen Ergebnis chronischer Stress ist. Dauerquellen für weitere Belastungen sind beispielsweise finanzielle Probleme, eine unbefriedigende Arbeitssituation, familiäre Sorgen, fehlende soziale Bindungen und eine lieblose Partnerschaft.

Stress wird von jedem Menschen subjektiv empfunden; manche Menschen sind stressresistenter als andere. Oft liegen die Wurzeln dafür in der Kindheit oder der biologischen Grundausstattung, die wir mitbekommen haben – handlungsorientierte, selbstbewusste Menschen mit flexiblem Denken neigen nicht so sehr zu Stress. Unsere Welt, das Gesellschaftssystem, in dem wir leben, wird jedoch in der Gesamtheit immer schneller, hektischer und reizüberfluteter – unser archaisch geprägtes Nervensystem hält dem nicht immer stand. In dieser Situation suchen viele Menschen nach Auswegen und Entspannungstechniken. Meiner Erfahrung nach ist Stress der größte Motivator dafür, einen Yogakurs zu beginnen. Die meisten Menschen, die zu mir kommen, wollen endlich mal abschalten und loslassen können.

Stress wirkt sich auf Denken, Fühlen, Verhalten und körperliche Funktionen aus und beeinflusst auch die Fruchtbarkeit (Fertilität). Dabei ist es egal, ob es sich um positiven Stress handelt, sogenannten Eustress, oder um negativen Stress, Distress genannt. Die Fortpflanzungsorgane bei Mann und Frau funktionieren nicht eigenständig, sondern die Fruchtbarkeit wird durch Hormone gesteuert, die im Drüsensystem gebildet werden. Dabei spielt die Hirnanhangsdrüse (Hypophyse) als Hauptsteuerungsorgan eine zentrale Rolle. Yogis vermuten dort den Sitz des dritten Auges (sechstes

Chakra). Die Hypophyse steht in Verbindung mit dem Hypothalamus, einem kleinen, aber bedeutsamen Zwischenhirnareal; er bildet das wichtigste Steuerzentrum des vegetativen Nervensystems. Das vegetative System reguliert nicht nur Temperatur, Herzschlag, Blutdruck, Nahrungs- und Wasseraufnahme, Wach- und Schlafrhythmus, sondern auch Sexual- und Fortpflanzungsverhalten. Die Hypophyse verbindet dabei körperliche und seelische Vorgänge. Gefühle bestimmen das Denken und liefern Informationen, die vom Körper verarbeitet werden und zu physischen Reaktionen führen.

Wenn Stress länger anhält, stellt der Körper zum Selbstschutz Funktionen wie die Fruchtbarkeit ein, die nicht lebensnotwendig sind. Symptome können sein: ein unregelmäßiger Zyklus, ausbleibende oder zu starke Monatsblutungen, schwankende Hormonwerte und Samenqualität, Pilzinfektionen, Prostataentzündungen. Lange Zeit hat die Fortpflanzungsmedizin einen Zusammenhang zwischen Seele und Körper bestritten und den Körper wie eine Maschine behandelt, doch mittlerweile gelangen sogar immer mehr Schulmediziner zu der Überzeugung, dass Stress und psychische Probleme wie Depressionen der Eizellreifung und der Spermienentwicklung entgegenwirken.

Funktionelle und idiopathische Fruchtbarkeitsstörungen

Ursachen für eine verlängerte Kinderwunschzeit können auf der funktionellen oder der idiopathischen Ebene liegen. Funktionelle Störungen betreffen eine Körperfunktion. Sie sind messbar, können sich aber in vielen Fällen normalisieren. Ihnen liegen teils physische, teils psychische Ursachen zugrunde. Häufig sind weibliche Hormonstörungen wie zu wenig oder zu viel follikelstimulierendes Hormon (FSH) oder luteinisierendes Hormon (LH) im Blut, was zu einem ausbleibenden Eisprung führen kann, oder schwankende Prolaktin- sowie Schilddrüsenhormonwerte, die ebenfalls die Fruchtbarkeit einschränken. Die primäre oder sekundäre Amenorrhoe, ein Ausbleiben der Regelblutung seit der Pubertät oder später, hat häufig seelische Gründe. Bei Männern verursachen psychische Belastungen eine schwankende Samenqualität.

Idiopathische Störungen der Fruchtbarkeit bedeuten, dass weder organische Gründe vorliegen noch hormonelle. Auch die Samenqualität des Mannes ist ausreichend – dennoch wird die Frau nicht schwanger. Das ist oftmals besonders quälend für das Paar, denn es scheint ja alles in Ordnung. Versagens-, Schuld- und Minderwertigkeitsgefühle und ein Hadern mit dem eigenen Schicksal können die Folge sein. Ein lang andauernder, zur Fixierung gewordener Kinderwunsch ist zusätzlich belastend und führt in einen Teufelskreis, aus dem man nur bewusst aussteigen kann, indem man das Loslassen lernt.

Kontrollbedürfnis und Loslassen

Viele Paare sind bewusst oder unbewusst der Meinung, eine Schwangerschaft lasse sich planen. Mit derselben Akribie, mit der zuvor eine unerwünschte Schwangerschaft verhindert wurde, versuchen sie nun, diese herbeizuführen. Wie stark das Kontrollbedürfnis gegenüber dem Körper ist, zeigt sich daran, wie schnell Paare nach dem Ende der Verhütung ungeduldig werden, einen Arzt aufsuchen und alles medizinisch Mögliche dafür tun, um eine Schwangerschaft zu erreichen. Meist sind dies Menschen, die handlungs- und leistungsorientiert sind und in ihrem Leben mit Fleiß, Zielstrebigkeit und Planung viel erreicht haben. Auch in Bezug auf den Kinderwunsch streben sie mit denselben Verhaltensmustern nach schnellem Erfolg. Sie neigen dazu, alles mit dem Kopf steuern zu wollen, ohne in Betracht zu ziehen, dass der Körper seine eigene Weisheit hat und sich ihrer Kontrolle umso mehr entzieht, je mehr Druck sie aufbauen. Tritt eine Schwangerschaft nicht in den ersten Zyklen ein, geraten diese Menschen in einen Stress verursachenden Kreislauf: Je stärker das Schwangerwerden forciert wird und je öfter Misserfolge eintreten, umso verbissener forschen sie nach Ursachen und Behandlungsmethoden, begeben sich in die Hände von Kinderwunschmedizinern, die wiederum auf der »technologischen« Ebene tätig werden.

Das Machbarkeitsdenken zeigt sich manchmal schon in der Wortwahl zu Beginn der Kinderwunschzeit: »Lass uns ein Kind machen/kriegen«, sagen die Partner zueinander. Doch es heißt nicht ohne Grund »Empfängnis« – ein Kind zu empfangen ist ein Akt der Hingabe, des Loslassens, des Bereitseins. Loslassen fällt leistungsorientierten Menschen jedoch schwer. Sie neigen dazu, den Körper mit allen zur Verfügung stehenden Mitteln zu kontrollieren, damit er »endlich funktioniert«. Ist die Frau dann tatsächlich schwanger, wachen auch hierüber wiederum Experten, die den Verlauf der Schwangerschaft und das zu erzielende Ergebnis, ein gesundes Kind, garantieren sollen.

Früher hieß es »guter Hoffnung sein« – heute ist die Hoffnung der Illusion der Machbarkeit gewichen. Doch es ist ein Irrglaube, die Entstehung des Lebens bewirken zu können. Gerade bei funktionellen und mehr noch bei idiopathischen

Störungen scheint es ja so zu sein, dass der Körper rebelliert und sich gegen den vom Kopf gesteuerten Befehl wehrt, ein Kind zu zeugen bzw. zu gebären.
Anstatt den Körper zu respektieren und sich ihm liebevoll zuzuwenden, soll er gezwungen werden, das zu tun, was der Kopf will: schwanger werden. Manche Körper entziehen sich der Dauerkontrolle jedoch immer mehr: Die Periode wird noch unregelmäßiger oder die Samenqualität schwankt stärker, die Hormonwerte spielen verrückt.
Es gibt sogar Studien, die zeigen, dass gerade die Frauen, die gezielt eine Schwangerschaft anstrebten, später schwanger wurden als die Frauen, die keine Kontrolle ausübten. Der logische Schluss: Eine zielorientierte Herangehensweise mag sich zwar für Bereiche wie den beruflichen Erfolg eignen, aber weniger für vegetativ gesteuerte Körperfunktionen.
Was hilft, um den Wechsel von der Kontrolle zum Loslassen zu vollziehen? Einmal die Einsicht, dass es nichts bringt, ständig die Temperatur zu messen, den Zervixschleim zu beobachten oder die Samenqualität begutachten zu lassen. Andererseits die Hinwendung zum Körperlichen mit Yogaübungen, um die Sinnlichkeit wiederzuentdecken. Doch Yoga kann noch viel mehr: nämlich das Gedankenkarussell anhalten und den Geist, der Ihnen ständig die Welt erklären will, zum Schweigen bringen – zumindest für einen Atemzug.

Seelische Barrieren

Es gibt viele Gründe, warum die Seele den Körper vor dem dominanten Geist schützt, in dem sie eine Schwangerschaft nicht zulässt. Hierzu nur ein paar Anregungen, woran es liegen könnte. Möglicherweise belasten unterschwellige Schwierigkeiten die Paarbeziehung. Das beginnt damit, dass der Kinderwunsch nicht bei beiden Partnern gleich stark ausgeprägt ist. Nicht selten will einer der beiden, oft die Frau, dringender ein Kind. Der Mann macht nur ihr zuliebe mit, obwohl er sich auch ein Leben ohne Kind vorstellen könnte. Wird dann das Eintreten einer Schwangerschaft forciert, zum Beispiel dadurch, dass die Frau nur noch oder vermehrt während der fruchtbaren Tage mit ihrem Mann schlafen will, kann dieser sich zunehmend als »Zuchtbulle« missbraucht fühlen. Das Szenario ist natürlich ebenso umgekehrt vorstellbar.
Es kann auch sein, dass einer der Partner oder beide meinen, ohne Kind sei ihre Partnerschaft nicht erfüllt, das Kind fehle ihnen zum Glück und sei der Sinn ihres Zusammenseins. Erfüllt sich der Kinderwunsch nicht in einem vorab definierten Zeitraum, wird die Partnerschaft als solche infrage gestellt. Wird dann noch durch entsprechende Diagnostik deutlich, dass einer der Partner eingeschränkt fruchtbar ist, kommt es zu Schuldgefühlen

und Selbstentwertungen oder unterschwelligen Schuldzuweisungen, die umso schwerer wiegen, je ausgeprägter der Kinderwunsch ist. Nicht selten entstehen auch (unausgesprochene) Trennungswünsche. Manchmal soll ein Kind auch dazu dienen, eine labile Paarbeziehung zu stabilisieren oder zu rechtfertigen – eine große Bürde für ein Kind, das sich daher vielleicht gar nicht erst einnistet.

Um den anderen nicht zu kränken, flüchtet sich so mancher Partner ins Schweigen. Der Kinderwunsch wird dadurch mehr und mehr zu einem Tabuthema, mit dem beide sich zwar innerlich auseinandersetzen, das sie aber nicht anzusprechen wagen. Beide versuchen Gefühle wie Trauer, Hilflosigkeit und Wut zu unterdrücken. Die Emotionen schwelen jedoch im Verborgenen, was sie noch gefährlicher macht – und als unausgesprochene Konflikte führen sie dazu, dass sich der Körper erst recht einer Schwangerschaft verweigert.

Seelische Traumata aus der Kindheit wie Missbrauchserfahrungen, frühe Abtreibungen oder nicht verarbeitete Gefühle können dazu führen, dass die Seele Nein sagt. Berichte über furchtbare Geburten, Fehlgeburten oder missgebildete oder gestorbene Kinder können so verinnerlicht worden sein, dass die Seele sich schützt, indem sie eine Schwangerschaft nicht zulässt. Oder es kommt der Druck von außen dazu: Die Eltern drängen darauf, ihnen doch endlich ein Enkelkind zu schenken, die besten Freunde fragen immer wieder nach, wann es denn endlich so weit sei, die Schwester hat schon problemlos drei Kinder bekommen.

Diese und noch viel mehr Gründe können dazu führen, dass eine psychische Barriere eine Schwangerschaft nicht zulässt. Neben dem Erlernen von Yoga kann es hilfreich sein, zur Bewusstwerdung und Überwindung dieser Hindernisse therapeutische Hilfe in Anspruch zu nehmen.

Die Wirkungsweise von Yoga

Yoga ist von dem Wort »yuj« abgeleitet, was so viel wie Vereinigung bedeutet – es geht darum, die Dreiheit aus Körper, Seele und Geist zu verbinden. Yoga ist gleichzeitig eine physische und geistige Disziplin, die an die 5000 Jahre alt ist, aber keine Religion. Man muss nicht daran glauben, dass es wirkt. Yoga ist eine reine Erfahrungswissenschaft, das bedeutet, Sie werden seine Wirkung fernab esoterischer Beschwörungsformeln am eigenen Leib erfahren, früher oder später.

Yoga ist populär und wird es immer mehr. Allein in den USA machen Schätzungen zufolge 15 Millionen Menschen Yoga – Tendenz steigend. Insgesamt praktizieren fünf Prozent der Weltbevölkerung Yoga, obwohl es erst seit 100 Jahren im Westen verbreitet ist.

Yoga arbeitet mit dem ganzen Körpersystem: den Muskeln, Organen und Gelenken. Es vergrößert die Atemkapazität, energetisiert das Drüsensystem, stärkt das Nervensystem. Yoga arbeitet am Geist, indem es die rechte und linke Gehirnhälfte in Balance bringt. Die positive Wirkung von Yoga wird zunehmend auch wissenschaftlich nachgewiesen und dokumentiert.

Jede Yogaübung hat fünf Aspekte: zwei physische (Haltung und Bewegung), zwei mentale (Fokussierung und inneres Konzentrationswort) und einen physisch/mentalen Aspekt, der Körper und Geist verbindet – die Atmung.

Die Übungen in diesem Buch kommen im Wesentlichen aus dem Kundalini Yoga, das ich seit über 15 Jahren unterrichte und dem ich mich trotz Ausflügen zu anderen Yogaarten am stärksten verbunden fühle.

Das Yoga der Bewusstheit

Kundalini Yoga wurde 1968 von Yogi Bhajan in den Westen gebracht. Es gilt als das Yoga der Bewusstheit für Menschen, die mitten im Leben stehen, denn es hilft, die täglichen Anforderungen tatkräftig, gelassen und besonnen zu meistern. Das Ziel dieser Sensibilitäts- und Selbstschulung ist die nachhaltige Balance von Körper, Geist und Seele durch alle Aspekte des Yoga: Haltung, Bewegung, Konzentration, bewusste Atemführung, Meditation sowie gesunde Lebensweise. Durch die Verbindung dieser Elemente führt Kundalini Yoga zu einer feinfühligen Wahrnehmung, einem belastbaren Körper und einem klaren Geist.

Kundalini Yoga stammt aus Nordindien und hat eine lange Tradition. Einst galt es als Geheimwissenschaft, die direkt vom Lehrer an den ausgewählten Schüler weitergegeben wurde. Erst seit den 1960er-Jahren wird es öffentlich unterrichtet. Yogi Bhajan vertrat nämlich die Ansicht, dass sich im Wassermannzeitalter jeder selbst einweihen solle. Für diese Öffnung machte er sich in Indien bei anderen Yogameistern nicht gerade beliebt ...

Eine zentrale Rolle spielt der Energiefluss: Die Kundalini gilt als ruhende Kraft an der Basis der Wirbelsäule. Wird sie durch regelmäßiges Yoga aktiviert, kann sie die Gegensätzlichkeit von Körper und Geist ausgleichen und zu einem umfassenden Gefühl der Harmonie führen. Typisch für Kundalini Yoga sind dynamische oder fließende Übungsfolgen neben ruhigen Halteübungen und rhythmischen Mantra-Meditationen. Wenn die Lebensenergie ins Fließen kommt, entstehen mehr Elan und Wachheit im Alltag. Dabei ist Kundalini Yoga nicht dogmatisch, sondern wirkungsorientiert, voller meditativer Elemente und Techniken, die leicht im

Alltag Platz finden. Die Wirksamkeit von Kundalini Yoga als Methode zur Gesunderhaltung und Heilung wird durch Studien mehr und mehr belegt. Sie weisen darauf hin, dass besonders bei mentalem Stress, seelischer Anspannung und körperlichen Beschwerden Kundalini Yoga eine effiziente und schnell wirksame Entspannungs- und Harmonisierungstechnik darstellt.

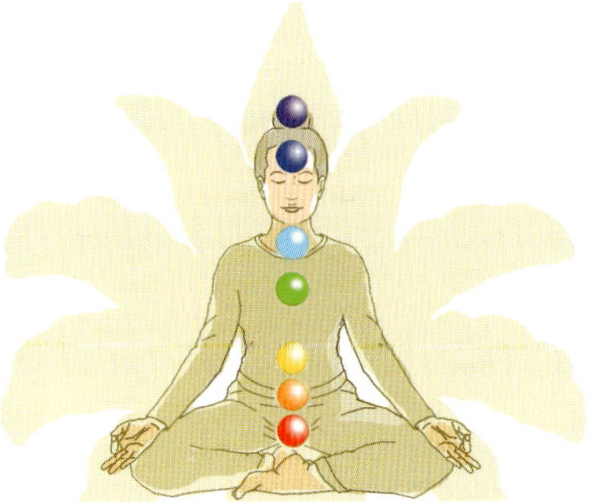

Chakras – Zentren psychoenergetischer Balance

Chakras kann man nicht sehen und (noch) nicht in bildgebenden Verfahren nachweisen. Dennoch spielen sie im Yoga eine große Rolle und auch die traditionelle chinesische Medizin sowie diverse alternative Heilmethoden inklusive Akupunktur und Akupressur basieren auf ihrer Existenz. All diese Ansätze gehen davon aus, dass der Mensch in erster Linie ein energetisches Wesen ist und erst in zweiter Linie ein körperliches. Daher beeinflusst der Energiefluss im Körper ganz wesentlich unser Wohlbefinden und setzt jegliche Art von Heilung in Gang. Die essenzielle Lebensenergie, die den Körper durchströmt, heißt Prana. Prana wird durch Atmung, Nahrung und Gedanken aufgenommen. Ihr Gegenpol ist Apana, die Reinigungsenergie, die den Körper als Ausatmung und Ausscheidung verlässt.

Chakras sind psychoenergetische Bewusstseinszentren, feinstoffliche Knotenpunkte der Energie im Körper. Traditionell werden sie als sich drehende Energieräder dargestellt, oftmals auch als Lotosblüten. Sind alle Chakras gereinigt und funktionieren perfekt, ist der Mensch vollkommen gesund und glücklich und lebt sein höchstes Potenzial.

Die Chakras sind durch subtile Energiekanäle, welche Meridiane oder Nadis heißen, miteinander verbunden. Wir betrachten hier nur die sieben Hauptchakras, die entlang der Körperachse angeordnet sind. Sie liegen am Haupt-Nadi, der in der Wirbelsäule verläuft, und Shushumna genannt wird. Jedem dieser Chakras sind eine Farbe, eine Lotosblüte, eine Sinnesfunktion, Organe, Themen, Symbole, Aromen und Steine zugeordnet. Daneben soll es noch eine sehr große Zahl von kleineren Nebenchakras geben – die Angaben variieren und gehen in die Tausende.

Muladhara

Das erste Chakra heißt Muladhara oder Wurzelchakra und liegt zwischen Anus und Geschlechtsorgan. Seine Farbe ist Rot, das Element Erde, die Sinnesfunktion »Riechen« und ihm wird ein vierblättriger Lotos zugeordnet. Es steht für Stabilität, Sicherheit und Urvertrauen. Körperlich verbunden ist es mit Beckenboden, Beinen und Füßen, dem Darm sowie allem Festen im Körper wie Knochen, Zähnen und Nägeln. Wessen erstes Chakra störungsfrei ist, der hat eine gute gesundheitliche Konstitution, steht mit beiden Beinen im Leben, fühlt sich sicher und geborgen. Gibt es Blockaden, leidet man z.B. unter Existenzangst und Depressionen, stressbedingten Erkrankungen, Allergien oder Verdauungsproblemen.

Swadhisthana

Für die Fruchtbarkeit ganz wesentlich ist das zweite Chakra, Swadhisthana genannt. Das Sexual- oder Sakralchakra liegt zwischen Schambein und Nabel, auf Höhe des Kreuzbeins. Der Sanskritname bedeutet übersetzt »Ort der Süße«. Seine Farbe ist Orange, das Element Wasser und es wird durch den sechsblättrigen Lotos symbolisiert. Die ihm zugeordnete Sinnesfunktion ist »Schmecken«. Es steht in Verbindung mit Sexualität, Sinnlichkeit, Fortpflanzung, aber auch Kreativität, schöpferischer Lebensenergie und Gefühlen. Physisch wirkt sich das zweite Chakra auf den Beckenraum und Kreuzbeinbereich aus, auf Geschlechts- und Unterleibsorgane, Keimdrüsen, Gebärmutter, Nieren (»Partnerschaftsorgane«) und Prostata. Es beeinflusst alles Flüssige im Körper wie Blut, Lymphe, Tränen und Sperma. Wenn das Sexualchakra gut funktioniert, lebt der Mensch ein kreatives, lusterfülltes Leben voller Sinnlichkeit und Lebensfreude. Eine erfüllte Sexualität und positive Bindungen nicht nur zum anderen Geschlecht spielen eine große Rolle. Störungen zeigen sich unter anderem darin, dass der Mensch das Leben nicht genießen kann, dass er kraft- und antriebslos ist, unter Eifersucht und Schuldgefühlen sowie extremen Stimmungsschwankungen leidet. Auch ein zwanghaftes Sexualverhalten, entweder Sexgier oder sexuelles Desinteresse, kann sich zeigen. Körperlich können sich Blockaden in Menstruationsbeschwerden, Erkrankungen von Gebärmutter und Eierstöcken, Prostata- und Hodenerkrankungen, Potenzstörungen, Geschlechtskrankheiten, Nieren- und Blasenproblemen manifestieren.

Zur Erfüllung des Kinderwunsches ist es daher besonders wichtig, das zweite Chakra zu stärken und zu reinigen. Dabei helfen neben den Yogaübungen auch Aromen wie Orange und Ylang-Ylang, Massagen, sinnliche Genüsse von Tantra bis zu genussvollem Essen, Spaziergänge am Meer, duftende Vollbäder, orangefarbene Kleider, viel trinken.

Manipura

Das dritte Chakra heißt Nabelchakra oder Manipura, »Ort der Edelsteine«, und liegt drei Zentimeter über und hinter dem Nabel. Seine Farbe ist Gelb, das Element Feuer und die Sinnesfunktion »Sehen«. Sein Lotos ist zehnblättrig und es fördert Eigenschaften wie Willenskraft, Selbstvertrauen, Persönlichkeitsentwicklung und Durchsetzungsfähigkeit. Körperlich zugeordnet ist es dem Verdauungssystem, Magen, Leber, Milz, Gallenblase, aber auch dem vegetativen Nervensystem. Ein starkes Nabelchakra zeigt sich darin, dass man mit einem hohen Maß an Energie und Lebendigkeit seine Ziele verwirklicht und dabei Tatkraft mit Sensibilität verbindet. Probleme können sich unter anderem zeigen in mangelndem Selbstbewusstsein oder Machtbesessenheit, Wutanfällen, Ess- oder Schlafstörungen, Hepatitis oder durch Übergewicht bedingten Typ-2-Diabetes.

Anahata

Das vierte Chakra ist das Herzzentrum, Anahata, »der nicht angeschlagene Ton«, welches in der Brustmitte liegt. Seine Farbe ist Rosa oder Hellgrün, sein Element Luft und sein Lotos hat zwölf Blätter. Es symbolisiert die bedingungslose Liebe, Offenheit, Herzenswärme und Heilung. Auch wenn es von der physischen Zuordnung – Herz, Lunge, Bronchien, Haut, Arme und Hände, Thymusdrüse – mit der Fortpflanzung wenig zu tun hat, ist es dennoch wichtig für die Fruchtbarkeit, da es im Wesentlichen die Paarbeziehung bestimmt und die Mutterliebe beheimatet. Die Charaktereigenschaften, die das Herzchakra fordert, sind Mitgefühl, tiefes Verständnis sowie das Überwinden von eigennützigem Denken und Handeln. Störungen zeigen sich in Beziehungsproblemen, Verbitterung, Einsamkeit, auf der körperlichen Ebene in koronaren Herzerkrankungen, Durchblutungsstörungen und Hautkrankheiten.

Vishuddha

Das fünfte Chakra ist das Kehlchakra, Vishuddha, und liegt in der Halsgrube. Seine Farbe ist Hellblau und es ist mit dem 16-blättrigen Lotos und dem Element Äther verbunden. Seine universellen

Qualitäten sind Ausdruck, Kommunikation, Inspiration und Wahrheit. Das Kehlchakra als Zentrum der Wahrheit ist dem Kehlkopf, der Stimme, Speise- und Luftröhre, Nacken, Kiefer und Schilddrüse zugeordnet. Funktioniert es gut, verfügt der Mensch über hohe verbale Ausdrucksfähigkeit und Musikalität sowie eine schöne Stimme, mit der er wahrhaftig sein inneres Erleben nach außen kommuniziert. Probleme mit dem fünften Chakra äußern sich unter anderem in Hemmungen und Konformismus, Heiserkeit und Stottern, Mandelentzündungen und Schilddrüsendysfunktionen.

Ajna

Das sechste Chakra heißt Ajna, Stirnchakra oder drittes Auge und liegt zwischen und etwas über den Augen. Seine Farbe ist Dunkelblau, es wird symbolisiert durch den 96-blättrigen Lotos und steht für Intuition, Vorstellungskraft, Wahrnehmung und Weitsicht. Für die Fruchtbarkeit besitzt es eine weitreichende Bedeutung, da es mit dem zweiten Chakra korrespondiert (so wie das erste mit dem siebten und das dritte mit dem vierten Chakra). Körperlich ist es unter anderem mit der Hypophyse und damit dem gesamten Hormon- und Nervensystem verbunden sowie mit dem Hypothalamus. Beide Bereiche spielen für die Erfüllung des Kinderwunsches eine zentrale Rolle, da sie die Fortpflanzungsorgane steuern. Wessen sechstes Chakra gut funktioniert, der verfügt über ein gutes Gedächtnis und hohe Konzentrationsfähigkeit, geistige Klarheit gepaart mit Fantasie sowie intuitive Wahrnehmung. Störungen können sich manifestieren in Lernschwächen, Ängsten, Wahnvorstellungen, Migräne, Ohrenleiden und neurologischen Störungen.

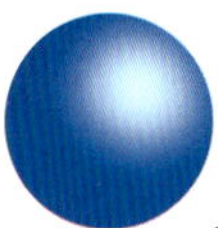

Sahasrara

Das siebte Chakra ist das Kronenchakra, auch Scheitelchakra oder Sahasrara genannt. Es gilt als »Tor zum Universum«, wird dargestellt durch den 1000-blättrigen Lotos und verkörpert das universelle Bewusstsein, höchste Seinserkenntnis und Spiritualität. Seine Farbe ist Weiß oder Violett. Körperlich ist es der Epiphyse zugeordnet und hat eine schützende Wirkung auf den ganzen Organismus. Es ist das Chakra, das Erleuchtung bringen kann, wenn alle anderen Chakras ebenfalls voll entwickelt und störungsfrei sind. Es öffnet den Zugang zum Wissen, dass alles mit allem zusammenhängt, und bringt Innen- und Außenwelt in Einklang. Blockaden können sich im Gefühl von Leere und Mangel zeigen, in einer Verhaftung in der materiellen Welt, Immunschwäche, Multipler Sklerose und Krebserkrankungen.

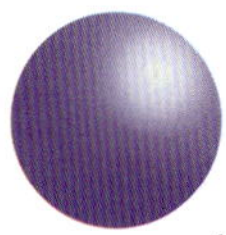

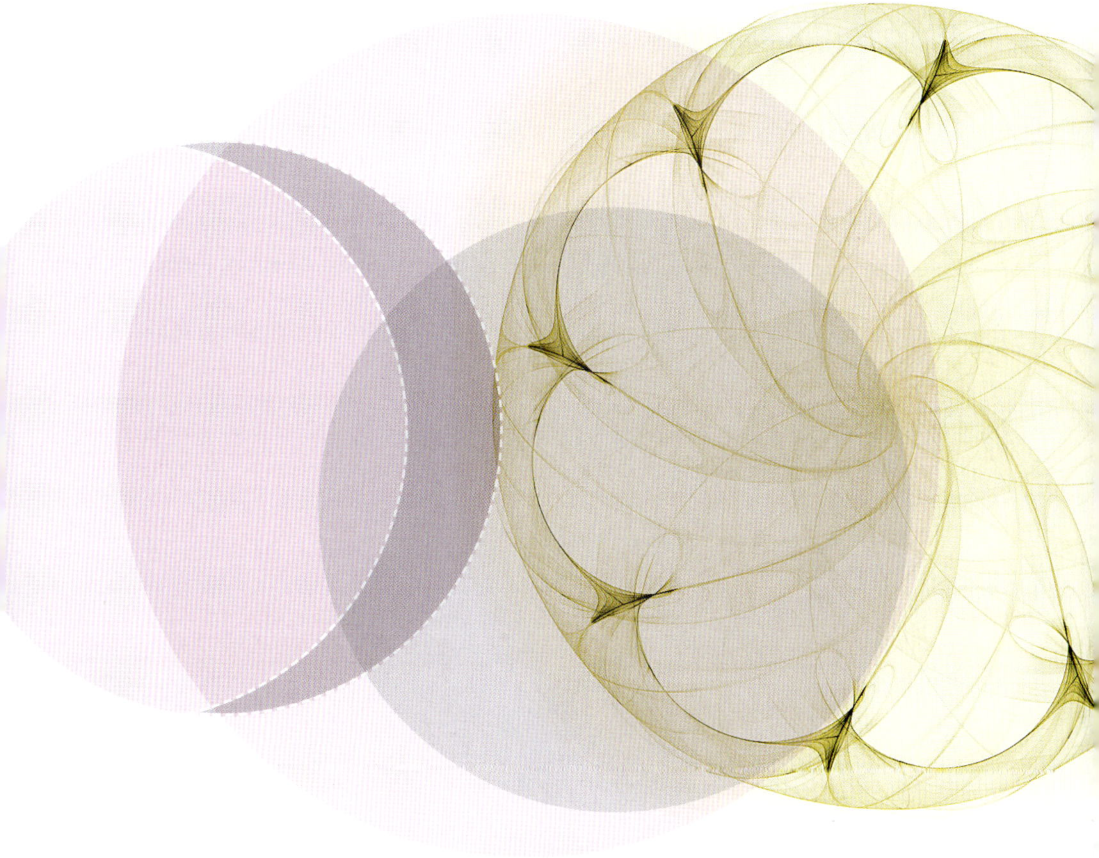

»La Luna« – der Mond ist weiblich

Frauen sind in ihrem Zyklus stark mit der Energie des Mondes verbunden, der anders als die gleichbleibende Sonne ständig sein Erscheinungsbild wechselt: Er wächst, wird rund, nimmt ab, in einem steten Wechsel. Mal scheint er näher, steht wie eine riesige Kugel hell und klar am Nachthimmel, dann wieder ist er klein und unscheinbar, eine schmale Sichel, die weit weg am Himmel leuchtet.

Im Yoga sagt man, Frauen wären Mondwesen und Männer Sonnenwesen. Die Energie der Sonne ist stets gleichbleibend, auch wenn sie mal kräftig und hell scheint, mal ganz hinter Wolken verborgen ist, mal näher, mal ferner ist. Doch sie wechselt nie ihre Form, anders als der Mond.

Frauen sind in ihrem gesamten Hormonhaushalt gravierenden Schwankungen ausgesetzt, die sich oft auch in ihren wechselnden Launen widerspiegeln. Doch die Wirkung des Mondes geht noch darüber hinaus. Der Mond ist Sinnbild für den emotionalen Fluss der Energie.

Mondzyklen wirken auf die Erde, beeinflussen die Gezeiten der Meere, das Wachstum von Pflanzen und Haaren, die Rhythmen in der Tier- und Pflanzenwelt. Die Energie des ab- und zunehmenden Mondes beeinflusst das emotionale Gleichgewicht. Man hat festgestellt, dass sich unter bestimmten, naturnahen Bedingungen der Menstruationszyklus von Frauen dem Rhythmus des Mondes angleicht.

Das Wissen um die Wirkung des Mondes kann entlastend wirken: Wir sind nicht länger nur unseren Stimmungen ausgeliefert, sondern können durch Selbstbeobachtung erkennen, wie der Mond auf uns wirkt und dadurch zu mehr Einklang mit uns selbst finden. Frauen sind in der Regel gefühlvoller als Männer, aber auch wechselhafter. Oft fühlen sie sich von einem Tag zum anderen, ja von Stunde zu Stunde vollkommen verändert. Yoga und Meditation helfen dabei, mit diesen Stimmungen besser umzugehen, sie auszugleichen.

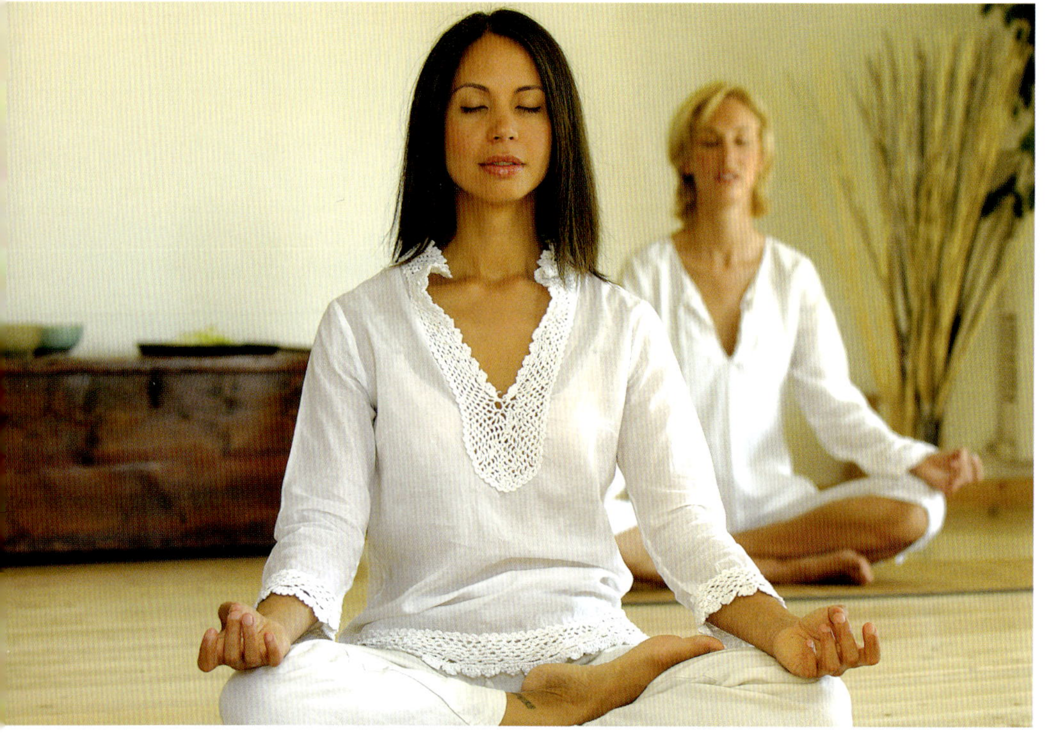

Welche Wirkung Yoga auf die Fruchtbarkeit hat

Dauerhafter Stress sowie negative Gewohnheiten bringen die Hormonbalance der Frau durcheinander, beim Mann leidet die Spermienqualität. Yoga, Atmung, Meditation und Entspannung wirken ganzheitlich, heilend und ausgleichend. Anders als westliche Medizinsysteme richtet sich Yoga dabei nicht am Pathologischen aus, sondern am Gesunden und fördert damit die natürliche Fruchtbarkeit. Anders auch als normale Gymnastik, deren Bewegungsabläufe rein technisch vollzogen werden, werden beim Yoga Körper, Geist und Seele einbezogen, sodass Hingabe und Achtsamkeit geübt werden – für den eigenen Körper als künftigen Spender neuen Lebens. Besonders deutlich wirkt Yoga auf der energetischen Ebene, indem es die Chakras stärkt und reinigt, den Energiefluss anregt sowie Drüsen- und Nervensystem harmonisiert und damit die Voraussetzungen für die Erfüllung des Kinderwunsches schafft.

Durch das regelmäßige Üben der Yogaprogramme wird bei Frauen die Wahrscheinlichkeit, schwanger zu werden, erhöht und die Voraussetzungen für Empfängnis und Geburt eines gesunden Kindes verbessert. Die Übungen aus dem Fruchtbarkeitsyoga regen die Durchblutung der Beckenorgane an und wirken wie ein leichtes körperliches Training. Sie können einen regelmäßigen Zyklus und Eisprung unterstützen. Auch Männer können ihre Fruchtbarkeit verbessern, indem sie regelmäßig passende Übungen machen und die allgemeinen Ratschläge beherzigen. Die Fruchtbarkeit des Paares als Summe zweier Individuen steigert sich, indem sowohl beide Yoga praktizieren als sich auch gemeinsam auf der körperlichen und seelisch-geistigen Ebene weiterentwickeln. Bitte denken Sie jedoch daran, dass Schwangerschaft ein kreativer Schöpfungsakt ist, dessen Initialzündung durch Fruchtbarkeitsyoga nur angestoßen werden kann. Es gibt keine Garantie auf einen schnellen Erfolg, denn Kinder sind nicht wirklich planbar – Fruchtbarkeitsyoga ist ein Weg, für den auch gilt: »There is no way to happiness – happiness is the way.« Was hilft, sind Geduld und Gelassenheit, um sich dem Fluss des Lebens hinzugeben und darauf zu vertrauen, dass letztlich alles gut wird.

SO BEREITEN SIE SICH BEWUSST AUF DIE SCHWANGERSCHAFT VOR

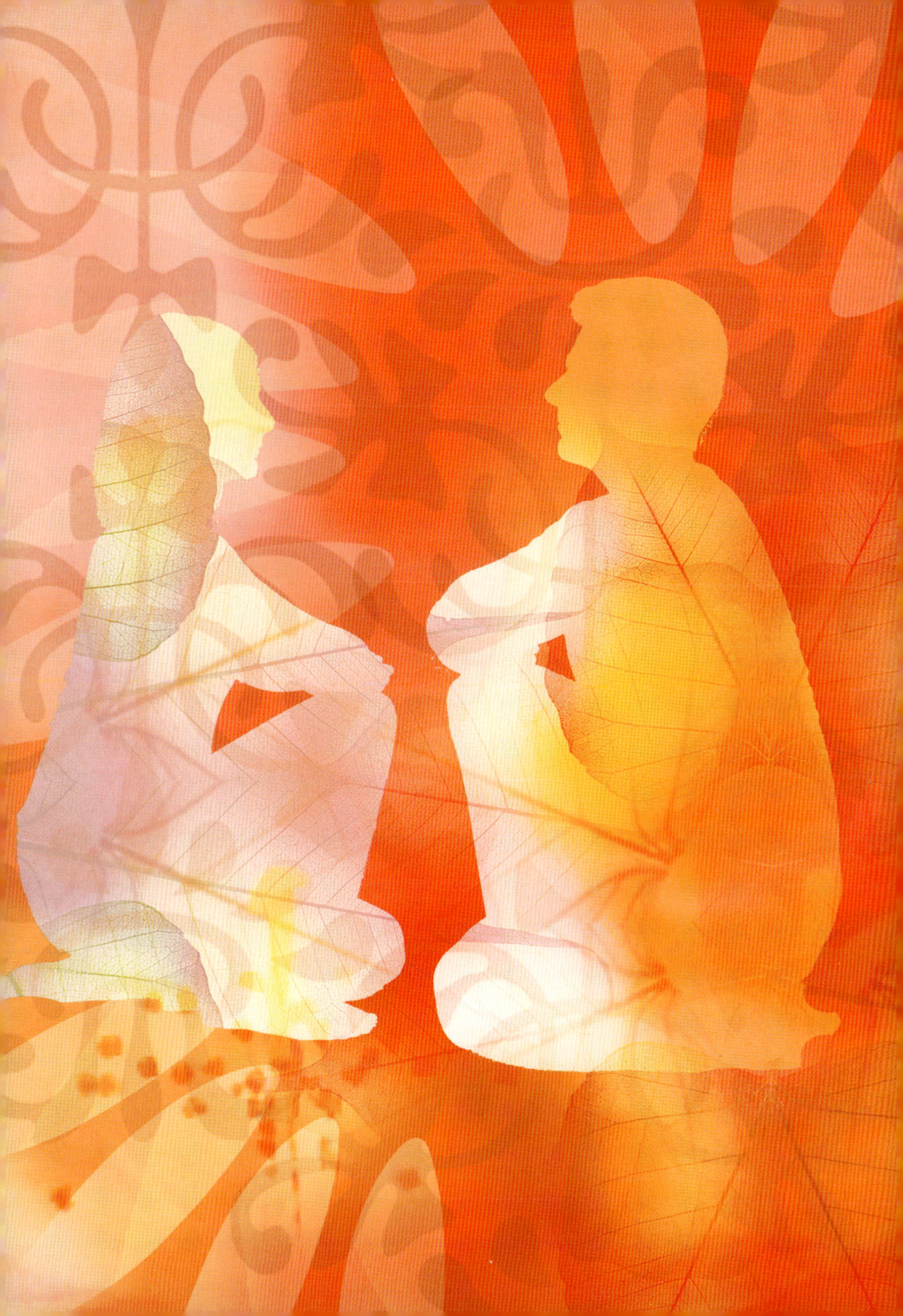

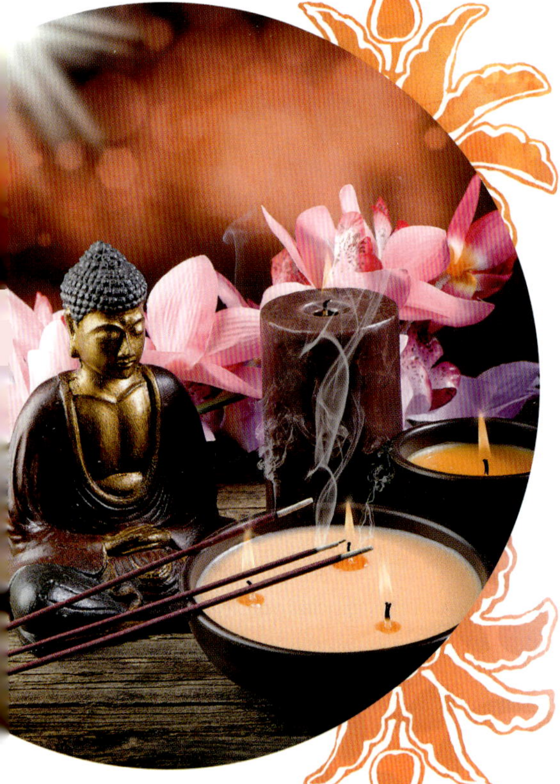

Die optimalen Bedingungen für Körper und Seele schaffen

Ein Kind zu planen, bietet Frauen den Vorteil, dass sie sich körperlich und seelisch zuvor in den bestmöglichen Zustand bringen können. Im Yoga spricht man davon, dass der Körper der Tempel der Seele ist und als solcher gereinigt, gepflegt und in Ordnung gehalten werden sollte. Als künftige Schwangere bietet eine Frau ihrem Baby darüber hinaus neun Monate lang ein Zuhause – Grund genug, vorab einige Vorbereitungen zu treffen. Die folgenden Empfehlungen richten sich in erster Linie an Frauen, sind aber oft auch für Männer relevant. Das Unterkapitel »Nur für Männer ...« richtet sich dann ausschließlich an diese.

Das Bewusstsein schärfen

Schätzungen zufolge sind 70 Prozent aller Schwangerschaften geplant. Doch sogar wenn eine Frau willentlich schwanger wird, gibt es ambivalente Gefühle im Spannungsfeld zwischen Vernunft und Bauchgefühl. Ein regelmäßiges Praktizieren von Yoga hilft Ihnen dabei, unabhängig von äußeren Gegebenheiten innere Sicherheit und Stärke zu finden. Die Yogaweisheit lehrt, dass eine Frau ein tieferes Bewusstsein für ihren Körper und seine Funktionen entwickeln sollte, bevor sie schwanger wird. Ist dieser Entwicklungsschritt vollzogen und die Frau bereit, eine Seele zu empfangen, so tritt die Empfängnis ein. Dazu sollte die Beziehung zum Partner – auch und gerade mit Blick auf die Zukunft – stark und liebevoll sein. Je mehr Verständnis Sie füreinander und die Unterschiede zwischen Ihnen aufbringen, umso geborgener und geschützter werden Sie sich miteinander fühlen. Eine unterstützende Herzensbeziehung der Partner im Alltag mit gemeinsamen Interessen, Verbundenheit und innigen Gesprächen bereitet den Boden für eine bewusste Empfängnis. Der Liebesakt sollte nicht zur zielgerichteten Zeugungsroutine werden, sondern Höhepunkt der sinnlichen und sexuellen Gefühle sein, die Sie mit Ihrem Partner verbinden. Lernen Sie, wieder mehr auf Ihren Körper zu hören und zu vertrauen. Auch wenn Sie keinen Normzyklus haben, ja sogar nicht einmal einen im Temperaturanstieg nachgewiesenen Eisprung, können Sie schwanger werden. Umgekehrt ist ein Bilderbuchzyklus kein Garant für ein Wunschbaby.

Kopf, Herz und Bauch in Einklang bringen

Wie bereits in puncto Stress beschrieben, sind Körper, Gedanken und Gefühle eng miteinander verwoben. Der Körper folgt Ihrem Empfinden, das von Gedanken beeinflusst wird, und drückt Emotionen wiederum körpersprachlich aus. Angst und Kontrollverhalten zeigen sich im Körper genauso wie Lockerheit und Offenheit. Der Körper spiegelt die Gefühle. Optimale Voraussetzungen für eine Empfängnis sind geschaffen, wenn Kopf, Herz und Bauch im Einklang sind, wenn Denken, Fühlen und Handeln harmonieren. Doch wie sollen Sie das erreichen? Wie all die geistige und emotionale Anspannung lösen, die sich mitunter über Jahre aufgestaut hat? Yoga setzt sowohl auf der geistigen als auch auf der körperlichen Ebene an: Sie lernen einerseits den Geist zu entspannen und den Körper zu lockern – darauf folgt automatisch das emotionale Loslassen – und Sie lernen andererseits, Spannungen im Körper durch ein erhöhtes Maß an Achtsamkeit wahrzunehmen, durch sanfte Übungen zu lösen und dadurch auf den Geist und die Psyche einzuwirken. Spätestens zu Beginn der Kinderwunschzeit sollten Sie darum beginnen, regelmäßig Yoga zu praktizieren.

Ärztlicher Check-up und Medikamente

Unterziehen Sie sich einer gründlichen Untersuchung durch einen Arzt Ihres Vertrauens, um entweder sicherzustellen, dass alles in Ordnung ist, oder aber um Risiken zu erkennen und zu mindern – wie zum Beispiel erhöhte Blutfettwerte, Bluthochdruck, Diabetes und Nervenleiden. Besonderes Augenmerk ist darauf zu richten, allzu unbedenklich eingenommene Medikamente wegzulassen – das beginnt schon mit dem regelmäßigen Schlucken von Kopfschmerztabletten. Auch Antihistaminika können sich negativ auswirken, indem sie die Einnistung des befruchteten Eis verhindern; abschwellende Nasentropfen können das Milieu der Vaginalschleimhaut austrocknen, sodass es nicht spermienfreundlich ist. Suchen Sie nach Alternativen, die sich nicht auf die Fruchtbarkeit auswirken. Manche Medikamente sind natürlich lebenswichtig und können nicht ersetzt werden. Falls Sie unter einer chronischen Krankheit, wie z. B. Diabetes, Schilddrüsenfehlfunktionen, Asthma oder Epilepsie, leiden, die dauerhaft mit Medikamenten behandelt werden muss, ist es besonders wichtig, gut eingestellt zu sein. Auch unentdeckte Schilddrüsenüber- oder unterfunktionen können sich auf die Erfüllung des Kinderwunsches auswirken. Besprechen Sie sowohl mit Ihrem Gynäkologen als auch mit Ihrem Facharzt Ihre Situation und ziehen Sie gegebenenfalls naturheilkundliche Ärzte, Heilpraktiker oder Homöopathen zu Rate.

Verschreibungspflichtige und frei verkäufliche Medikamente können sich selbstverständlich auch auf die männliche Fruchtbarkeit negativ auswirken. Antidepressiva mindern in vielen Fällen die Libido, Erektions- und Ejakulationsfähigkeit und können die Spermienqualität herabsetzen. Auch blutdrucksenkende Mittel können die Fähigkeit der Spermien, das Ei zu befruchten, einschränken. Yoga hat sich mit seinen Atemübungen als sehr hilfreich bei der Behandlung von Bluthochdruck erwiesen. Bestimmte Medikamente, die bei Morbus Crohn, der entzündlichen Darmerkrankung, sowie bei Rheuma und Arthritis eingesetzt werden, können die Spermienanzahl herabsetzen. Sogar manche Naturpräparate wie Echinacea und Ginkgo stehen im Verdacht, die männliche Fruchtbarkeit zu senken.

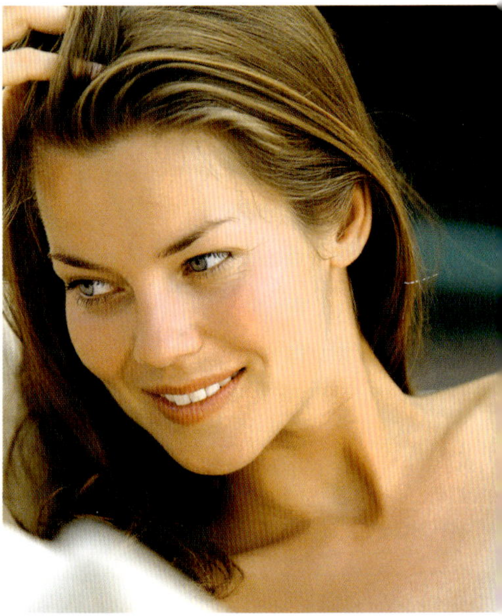

Zahnstatus

Früher wurden Frauen gewarnt, dass jedes Kind einen Zahn koste. Heute weiß man, dass unerkannte Zahn- und Munderkrankungen für viele körperliche Beschwerden verantwortlich sind. Auch auf die Fruchtbarkeit haben die Zähne Einfluss. Suchen Sie daher einen Zahnarzt auf und lassen Sie Zähne und Zahnfleisch untersuchen und gegebenenfalls sanieren. Zahnfleischentzündungen stehen im Verdacht, Frühgeburten auszulösen und ein geringes Geburtsgewicht zu verursachen. Sollten weiterführende Untersuchungen mit Röntgenaufnahmen erforderlich sein, schließen Sie diese am besten vor der Empfängnis ab, ebenso wie größere Eingriffe. Führen Sie die häusliche Zahnpflege besonders sorgfältig durch.

Rauchen und Alkoholkonsum aufgeben

Stellen Sie am besten schon in der Kinderwunschzeit gesundheitsgefährdende Angewohnheiten ein wie Rauchen, regelmäßigen und übermäßigen Genuss von Alkohol usw. und verhalten Sie sich so, als wären Sie bereits schwanger. Rauchen lässt die Eierstöcke vorzeitig altern, führt zu einer um durchschnittlich zwei Jahre früher eintretenden Menopause und vermindert das körpereigene Östrogen. Außerdem haben Raucherinnen ein höheres Fehl- und Frühgeburtsrisiko und bekommen oft Babys mit niedrigem Geburtsgewicht. Alkohol und Nikotin verschlechtern die Durchblutung in den Eierstöcken – und Hoden – und verändern den Zellstoffwechsel in den Geschlechtszellen. Auch wenn es noch ein wenig dauern sollte, bis Sie Nachwuchs erwarten, sollten Sie schon jetzt die körperlich besten Voraussetzungen schaffen.

Schwermetalle ausleiten

Schwermetalle stellen schwere Gesundheitsbelastungen dar. Besonders in der Kinderwunschzeit sollten Sie vorsichtig sein und den Kontakt – zum Beispiel am Arbeitsplatz – mit Blei und Quecksilber vermeiden. Diese Substanzen stehen in Verbindung mit einer erhöhten Fehlgeburtsrate, eingeschränkter weiblicher Fruchtbarkeit, aber auch Impotenz und verminderter männlicher Libido. Vorhandene Schwermetalle im Körper sollten am besten vor der Schwangerschaft ausgeleitet werden, dies ist jedoch ein langwieriger Prozess. Wenn der Körper gut mit Mineralien und Vitaminen versorgt ist, kann er in begrenzten Mengen selbst Schwermetalle aus dem Bindegewebe ausscheiden. Dazu sollten Sie genügend schwefelhaltige Aminosäuren mit der Nahrung aufnehmen (z. B. in Brokkoli, Rosenkohl, Spinat, Erbsen enthalten) sowie Hülsenfrüchte, Eier, Sonnenblumenkerne, Milchprodukte und Fisch essen, um mithilfe von Vitamin B6 die natürlichen Selbstheilungskräfte des Körpers anzuregen. Weiterhin gibt es verschiedene Ausleitungstherapien, beispielsweise mit Algen (wie Chlorella, Spirulina), die am besten unter fachgerechter Anleitung durchgeführt werden sollten.

Das richtige Gewicht

Das Körpergewicht spielt ebenfalls eine wichtige Rolle beim Schwangerwerden. Sowohl Unter- als auch Übergewicht kann sich negativ auf die Fruchtbarkeit der Frau auswirken. Schätzungen zufolge ist extremes Unter- bzw. Übergewicht für zehn bis 25 Prozent der Fälle von Unfruchtbarkeit verantwortlich. Ein zu niedriges Gewicht hat Auswirkungen auf den Hormonhaushalt – kein Wunder, denn rund 30 Prozent des Östrogens, des wichtigsten weiblichen Sexualhormons, stammen aus Fettzellen. Frauen mit Untergewicht brauchen laut einer Harvardstudie bis zu viermal länger, um schwanger zu werden. Ebenso schränkt Übergewicht die natürliche Fruchtbarkeit ein. Ein zu hoher Körperfettanteil kann die hormonelle Steuerung des Eisprungs beeinträchtigen und das sogenannte Polyzystische Ovarialsyndrom auslösen, eine der häufigsten Stoffwechselstörungen geschlechtsreifer Frauen, die mit einem erhöhten Androgenspiegel, Zyklusstörungen und Unfruchtbarkeit einhergeht.

Beide Extreme, zu viel oder zu wenig Körperfett, stören das Hormongleichgewicht und mindern die Fruchtbarkeit. Schon eine Abweichung von nur zehn bis 15 Prozent über oder unter dem Normalwert kann die Chancen auf ein Baby mindern. Ideal für die weibliche Fertilität ist ein Körperfettanteil von 29 Prozent. Am besten sollte ein Body-Mass-Index zwischen 18,5 und 25 angestrebt werden, was bei durchschnittlicher Statur dem Normalgewicht entspricht. Der BMI berechnet sich aus dem Körpergewicht in Kilogramm dividiert durch das Quadrat der Körpergröße in Metern:

$$\text{BMI} = \frac{\text{Körpergewicht}}{\text{Körpergröße}}$$

Vorbereitend sollten Sie daher eventuell einige Kilos ab- oder zunehmen, am besten mit gesunder yogischer Ernährung (siehe dazu S. 37 ff.).

Frauen, die unter Essstörungen wie Bulimie, Binge Eating oder Magersucht leiden, haben es meist schwerer, schwanger zu werden. Magersüchtige haben oft einen so niedrigen BMI, dass ihre Hormonproduktion gestört ist und sie keinen Eisprung haben. Frauen mit Bulimie sind zwar in der Regel normalgewichtig, aber sie leiden unter Nährstoffmangel, der die Fruchtbarkeit einschränken und dazu führen kann, dass das Drüsensystem aus dem Gleichgewicht gerät. Das gilt auch für das Binge-Eating-Syndrom, bei dem sich Fressanfälle mit Hungerperioden abwechseln. Wenn Sie unter irgendeiner Form von Essstörung leiden, sollten Sie dies Ihrem Arzt mitteilen und sich unbedingt in Therapie begeben, um Ihr Gewicht und Ihre Ernährung genauso wie Ihr seelisches und körperliches Gleichgewicht auszubalancieren, bevor Sie versuchen, schwanger zu werden.

Psychische Probleme lösen

Das Gehirn ist der eigentliche »Fruchtbarkeitsboss«. Dort wird die Hormonproduktion geregelt, die die Fortpflanzungsorgane steuert. Daher können sich psychische Probleme wie Neurosen, Psychosen, Depressionen oder Persönlichkeitsstörungen, die zu emotionaler Instabilität führen, auf die Fruchtbarkeit auswirken. Neben der stabilisierenden Wirkung von Yoga ist es ratsam, sich weitere Unterstützung für die Seele zu holen, beispielsweise bei einem Psychotherapeuten, Psychologen, in einer kreativen Therapie oder Selbsthilfegruppe. Wer sich sowieso schon labil fühlt, wird in der nervenaufreibenden Kinderwunschzeit weiteren Belastungen ausgesetzt werden, ganz zu schweigen von Schwangerschaft und Neugeborenenphase.

Es gibt viele Möglichkeiten, um die Seele zu stärken und damit eine bessere Basis für Schwangerschaft und Elternsein zu schaffen – Sie müssen es sich nur eingestehen, falls Sie Hilfe brauchen. Probieren Sie aus dem großen Angebot von Gesprächstherapie über Verhaltenstherapie bis zu Familienaufstellung und Releasing vorurteilsfrei aus, was Ihnen hilft. Auch Kurse zu Gewaltfreier Kommunikation können hilfreich sein, um die Paarbeziehung und die Beziehungen zu sich selbst und seinem Umfeld zu verbessern.

Die Fitness steigern

Ebenso spielt die körperliche Fitness, der Trainingszustand, eine wichtige Rolle. Es gibt so viele Arten, sich zu bewegen, dass auch ehemalige Schulsportverweigerer etwas finden, das ihnen gefällt. Jede Art von Bewegung ist gut und dient der Vorbeugung von Zivilisationskrankheiten infolge Bewegungsmangels. Mäßige, aber regelmäßige Bewegung verbrennt überschüssiges Fett und fördert die Fruchtbarkeit, stärkt das Herz-Kreislauf-System und erhöht das Energieniveau. Außerdem hilft sie, den emotionalen Herausforderungen in der Kinderwunschzeit besser begegnen zu können, weil sie die Psyche stärkt.

Doch wenn Sie es mit dem Sport übertreiben, läuft im weiblichen Körper eine Stressreaktion ab und beeinflusst die natürliche Fruchtbarkeit negativ. Exzessives Training kann zu einer Dysfunktion der Eileiter führen. In der Kinderwunschzeit sollten Sie daher lieber auf moderates Training umschalten und Schwimmen, Wassergymnastik, Walking, sanften Muskelaufbau, Stretching, Pilates und natürlich Yoga bevorzugen. Diese Sportarten bereiten den Körper auch optimal auf die Herausforderungen von Schwangerschaft und Geburt vor, indem sie Bauch-, Beckenboden- und Rückenmuskulatur stärken. Empfehlenswert sind 30 Minuten Training pro Tag an vier bis fünf Tagen die Woche.

Wenn Sie mindestens ein Jahr vor der Schwangerschaft regelmäßig Sport getrieben haben, haben Sie damit auch Ihr Risiko um bis zu 50 Prozent gesenkt, an Schwangerschaftsdiabetes zu erkranken. Sollten Sie schwanger werden, ist es am besten, Sie bleiben – in Maßen – sportlich, denn dann senken Sie dieses Risiko noch weiter. Außerdem bedeutet eine Schwangerschaft eine enorme Belastung für den Körper, die Sie am besten bewältigen, wenn Sie fit und trainiert sind.

Das Immunsystem stärken

Ein angeschlagenes Immunsystem zeigt sich beispielsweise in häufigen Infekten, Dauermüdigkeit oder chronischen Allergien. Ständig wiederkehrende Erkältungen sind ein Zeichen des Körpers, dass er sich entgiften will. Jeder Infekt ist ein irregeleiteter Versuch des Körpers, Schlacken und Gifte zu beseitigen. Unterstützen Sie die körpereigene Abwehr zum Beispiel mit guter Ernährung, regelmäßiger Bewegung an der frischen Luft, Saunabesuchen, Heilfasten, Kräutermedizin, Yoga für das Immunsystem. Weitere Tipps dazu erhalten Sie in meinem Buch »Nie mehr Schnupfen – Yoga für das Immunsystem«. Professionelle Hilfe zur dauerhaften Steigerung der Immunabwehr bekommen Sie beispielsweise bei einem klassischen Homöopathen, der nach einem ausführlichen Anamnesegespräch Ihr Konstitutionsmittel sucht.

Die Wohnumgebung verbessern

Gute Bedingungen gilt es auch in der heimischen Umgebung zu schaffen, weil Sie wahrscheinlich dort mehr Zeit verbringen als anderswo. Um Chemikalien, die schädlich sein könnten, auszuschalten, wechseln Sie zu grünen Reinigungsprodukten und Naturkosmetik. Lassen Sie Ihr Haus/Ihre Wohnung auf bedenkliche Materialien überprüfen, die Ihnen und Ihrem ungeborenen Kind schaden könnten. Aus energetischer Sicht ist es auch sinnvoll, einen Baubiologen zu beauftragen, um Ihr Zuhause auf Elektrosmog, Wasseradern und Erdstrahlen zu testen. Mit einfachen Maßnahmen wie dem Umstellen des Bettes, Korkmatten zur Abschirmung von Erdstrahlen oder dem Einbau eines Netzschalters gegen Elektrosmog kann man vieles verbessern.

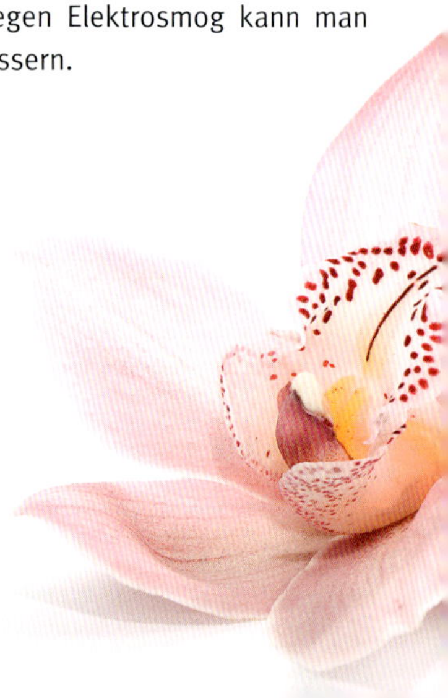

Das Gleichgewicht finden

Finden Sie das Gleichgewicht zwischen den beiden Polen Yin und Yang. Yin verkörpert das weibliche, Yang das männliche Prinzip. Yogische Begriffe dafür sind Shakti, der weiche, warme Pol am Damm, der Basis der Wirbelsäule, und Shiva, der harte, kühle Pol am Scheitelpunkt. Zwischen diesen beiden Gegensätzen spielt sich unser Leben ab – Entspannung und Anspannung bedingen einander und sollten in einem ausgeglichenen Verhältnis zueinander stehen.

Weder ist es gut, sich ständig aufs Äußerste zu belasten, noch den ganzen Tag auf der faulen Haut zu liegen. Eine Balance zwischen beiden Extremen zeigt sich in einem harmonischen Wechsel von Arbeit und Freizeit, Hunger und Sättigung, Wachen und Schlafen, Spannung und Entspannung, Ruhe und Bewegung, Spiel und Ernst, Nähe und Distanz, Genuss und Disziplin, Wärme und Kälte. Nahezu alle menschlichen Erfahrungen liegen in diesem Spannungsfeld und streben nach Ausgleich. Ihre persönliche Balance zu finden ist die Voraussetzung für ein glückliches, gesundes und erfülltes Leben.

Grundlagen einer fruchtbarkeitsfördernden Ernährung

»Du bist, was du isst«, lautet der Titel eines Films, in dem es um gesunde Ernährung geht. Diese soll einen so großen Einfluss auf unsere Gesundheit und unser Wohlbefinden haben, dass es die Pharmaindustrie in den Konkurs treiben könnte, wenn alle Welt gesund äße, weil adäquate Ernährung sogar Krankheiten heilen kann. Für viele Menschen scheint es jedoch einfacher zu sein, sich ungesund, unregelmäßig und falsch zu ernähren und gegen daraus resultierende Beschwerden und Krankheiten Pillen zu schlucken.

Auch Frauen, die sich bisher über Ernährung nicht viele Gedanken gemacht haben, werden in der Kinderwunschphase oft sensibel für das Thema. Sie möchten ihrem Wunschkind von Anfang an die besten Startbedingungen ins Leben bieten. Die richtige Ernährung kann dazu beitragen, die natürliche Fruchtbarkeit zu steigern – und bestimmte Nahrungs- und ein paar wesentliche Nahrungsergänzungsmittel können die Wartezeit auf das Baby sogar verkürzen. Ernährung und Fruchtbarkeit hängen eng zusammen. Ist der weibliche Körper nicht optimal mit Nährstoffen versorgt, stellt er als Erstes

seine Fortpflanzungsfunktion ein, da der Organismus nicht noch mit einer zusätzlichen Schwangerschaft belastet werden soll, und fährt ein »Notprogramm«.
Generell gilt: Essen Sie möglichst frisch, naturbelassen und bewusst, ideal ist eine gesunde, abwechslungsreiche, vollwertige Mischkost. Bevorzugen Sie Obst und Gemüse aus heimischem Anbau sowie Vollkornprodukte und essen Sie regelmäßig Fisch, wenig oder kein Fleisch – möglichst in Bio-Qualität – und vermeiden Sie industriell gefertigte Produkte, Süßigkeiten und Genussmittel. Ernähren Sie sich nach dem yogischen Grundsatz: Nicht zu leben, um zu essen, sondern zu essen, um zu leben. Aber verbieten Sie sich nicht alles, was Ihnen schmeckt! Essen soll Spaß machen, es ist ein sinnlicher Genuss, genauso wie Sex. Daher verzichten Sie bloß nicht auf Ihre »Zückerlis«, weder die echten noch die im übertragenen Sinne. Lieber mit Bedacht sündigen, als alles zu verteufeln.

Vollkorn für den Eisprung

Die yogische Ernährung setzt schon seit jeher auf eine vollwertige, vegetarische Ernährung, die viel Gemüse, Früchte, Mungbohnen, Sprossen und Vollkorn enthält. Komplexe Kohlenhydrate wie Vollkornprodukte, Obst und Gemüse verbessern die Eisprungrate, während Weißmehlprodukte die Chance einer Empfängnis mindern, da sie den Blutzuckerspiegel ansteigen lassen und die Hormonbalance stören. Probieren Sie unterschiedliche Vollkornprodukte aus, wie Dinkel, Hafer, Vollkornweizen, Amaranth, Maismehl, braunen Reis, Haferflocken, Hirse, Buchweizen und Perlgraupen.
Hirse gilt in puncto Fruchtbarkeit sogar als Wundergetreide. Sie ist glutenfrei, daher auch für Allergiker gut verträglich, und hilft dabei, den Blutzucker- und Insulinspiegel auszugleichen. Dadurch beeinflusst sie die Hormonbalance positiv. Bei Schilddrüsenproblemen sollten Sie jedoch darauf achten, Hirse mit anderen Getreidesorten abzuwechseln, da ein übermäßiger Verzehr die Produktion der Schilddrüsenhormone beeinträchtigen kann.

Die »Drei-Drittel«-Regel

Wenn Sie sich rein vegetarisch ernähren, sollten Sie ein Fachbuch über die yogische Ernährung lesen, das Ihnen spezielle Rezepte, die den erhöhten Eiweißbedarf vor und während der Schwangerschaft decken, empfiehlt.
Für Nichtvegetarierinnen gibt es eine einfache Faustregel. Besonders Frauen mit Übergewicht sollten darauf achten, etwa ein Drittel der Kalorien aus Eiweiß – vor allem Geflügel, Fisch und Joghurt –, eines aus komplexen Kohlehydraten

– wie Vollkornprodukten, Bohnen, grünem Gemüse – und eines aus ungesättigten Fettsäuren, wie sie in Nüssen, Olivenöl oder Avocados enthalten sind, aufzunehmen.

Keine fettreduzierten Milchprodukte

Grundsätzlich raten Ernährungsexperten eher zu fettreduzierten Milchprodukten. In der Kinderwunschzeit ist es jedoch ratsam, Produkte mit mindestens 3,5 Prozent Fettanteil zu konsumieren. Bereits ein bis zwei entsprechende Milchprodukte täglich – beispielsweise ein Glas Vollmilch und ein Vollmilchjoghurt – sollen das Risiko der Unfruchtbarkeit um 50 Prozent senken, so eine amerikanische Studie, an der mehr als 18000 Frauen teilnahmen. Forscher vermuten, dass die in der Milch enthaltenen Hormone Östrogen und Progesteron an den Fetttropfen anlagern. Reduziert man den Fettanteil der Milch, vermindert man also auch diese wichtigen Hormone, während andere, für den Eisprung nicht förderliche Hormone wie Androgene, insulinähnliche Wachstumsfaktoren und Prolaktin erhalten bleiben. Übrigens: Veganerinnen haben eine um 80 Prozent geringere Chance, Zwillinge zu bekommen, als Vegetarierinnen, die auch Milchprodukte zu sich nehmen.

Pflanzliche Eisenquellen nutzen

Frauen mit Kinderwunsch sollten auf ihren Eisenhaushalt achten, denn ein Mangel kann im schlimmsten Fall sogar zu Unfruchtbarkeit führen. Obwohl auch rotes Fleisch viel Eisen enthält, sollten Frauen, die schwanger werden wollen, vermehrt pflanzliche Eisenquellen nutzen. Laut einer Harvard-Studie schadet zu viel tierisches Eisen wahrscheinlich bei der Erfüllung des Kinderwunsches. Frauen, die viel pflanzliches Eisen aufnehmen, verbessern hingegen ihre Fruchtbarkeit. Gute Eisenquellen sind beispielsweise Sesam, getrocknete Aprikosen, Weizenkleie, Hafer, Leinsamen, Hirse, Amaranth, Spinat, Brokkoli, Linsen, Prinzessbohnen

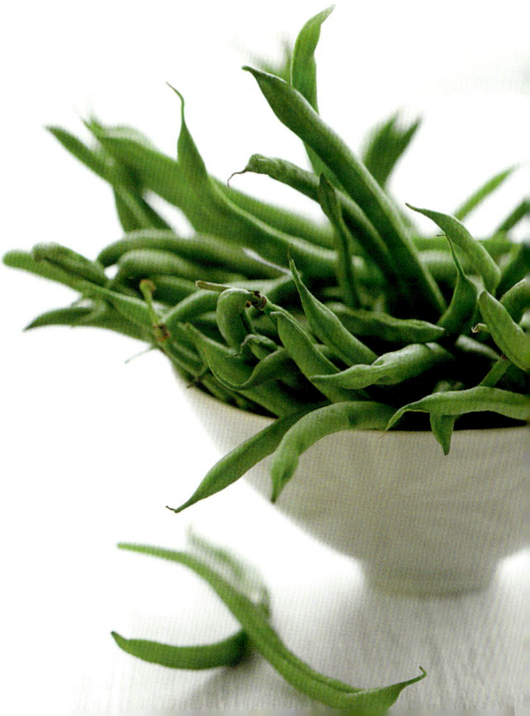

und Kichererbsen. Vitamin C verbessert die Aufnahme des Eisens: Träufeln Sie zum Beispiel Zitronensaft über Ihre Mahlzeit und trinken Sie keinen Grün- oder Schwarztee dazu, da dies die Aufnahme des Eisens verschlechtert.
Alternativ können Sie auch mit der Einnahme von Eisen- und Multivitaminpräparaten Ihre Chancen erhöhen, schwanger zu werden.

Protein aus Gemüse

Eiweiß ist wichtig, aber die meisten Menschen nehmen davon sowieso zu viel auf, besonders, wenn sie Fleisch essen. Wenn Sie Ihren Eiweißbedarf jedoch vornehmlich aus pflanzlichen Quellen wie Bohnen, Nüssen und Erbsen decken, erhöhen sich Ihre Chancen auf eine baldige Empfängnis. Demgegenüber erhöht sich laut einer Harvard-Studie die Gefahr der Unfruchtbarkeit sogar, wenn Sie täglich eine Fleischmahlzeit zu sich nehmen. Soja ist ebenfalls eine gute Eiweißquelle, aber Sie sollten Sojaprodukte besser nicht an den fruchtbaren Tagen zu sich nehmen.

Vitamin E für die Keimdrüsen

Vitamin E spielt für die Fortpflanzung eine wichtige Rolle: Es hilft dem befruchteten Ei, sich besser in der Gebärmutter einzunisten und damit die Schwangerschaft aufrechtzuerhalten – außerdem erhöht es Beweglichkeit und Lebensdauer der Spermien. Vitamin E ist enthalten in ganzen Getreidekörnern, Weizenkeimen, grünem Blattgemüse, Erbsen, Bohnen, Sesam, Sonnenblumenkernen und Weizenkeimöl.
Auch Vitamin E kann alternativ über Nahrungsergänzungsmittel eingenommen werden, um die Keimdrüsen vorzubereiten – dies empfiehlt sich für Frauen und für Männer.

Folsäure für die Hormone

Folsäure ist ein B-Vitamin, das bei der Einnistung des befruchteten Eis hilft. Darüber hinaus wird es benötigt, damit der Körper follikelstimulierende Hormone (FSH) und die weiblichen Sexualhormone Östrogen und Progesteron bilden kann. Es ist daher sinnvoll, mit der Einnahme von Folsäure zu beginnen, sobald Sie sich ein Kind wünschen. Vom Beginn der Schwangerschaft bis zum Ende des ersten Schwangerschaftsdrittels kann Folsäure außerdem das Risiko von kindlichen Fehlbildungen reduzieren. Das Baby benötigt Folsäure zur Bildung des Gehirns, der Knochen, der Organe und der Haut.
Folsäure ist insbesondere in grünem Gemüse wie Salat, Spinat, Brokkoli, Kohl,

Bohnen und Erbsen enthalten sowie in Orangen und Weintrauben. Schwangere haben einen um die Hälfte höheren Folsäurebedarf (600µg täglich) im Vergleich zu Nicht-Schwangeren (400µg). Eine Einnahme von Folsäure über Nahrungsergänzungsmittel ist also durchaus sinnvoll.

Zink für den Eisprung

Zink ist ein Spurenelement, das neben Folsäure und Eisen ebenfalls eine wichtige Rolle für die Fruchtbarkeit spielt und einen regelmäßigen Eisprung bewirkt. Es ist in den meisten Multivitaminpräparaten enthalten, Sie sollten jedoch auf die richtige Menge achten: mindestens acht Milligramm vor und elf Milligramm während der Schwangerschaft.

Vitamin B12 für Vegetarierinnen und Veganerinnen

Ein Mangel an B12 kann zu Unfruchtbarkeit führen, den Eisprung erschweren und die Fähigkeit des befruchteten Eis, sich einzunisten, reduzieren. Da Eier und Fleisch die Hauptquellen von Vitamin B12 sind, sollten Veganerinnen und strikte Vegetarierinnen Ergänzungsmittel einnehmen.

Kein Soja in der Zyklusmitte

Die yogische Ernährung empfiehlt normalerweise, viele Sojaprodukte zu sich zu nehmen. Soja enthält Isoflavonoide, bioaktive Pflanzenstoffe, die auch als Phytohormone bezeichnet werden. Sie haben im weiblichen Organismus eine ähnliche, jedoch schwächere Wirkung als die körpereigenen Östrogene. Für Frauen, die sich den Wechseljahren nähern, sind diese sehr positiv, da sie das altersbedingte Absinken der eigenen Hormonproduktion ausgleichen. Diese harmonisierende Wirkung beginnt bereits lange vor der eigentlichen Menopause. Frauen, die sich ein Kind wünschen, sollten jedoch vorsichtig mit Sojaprodukten sein und zumindest rund um die Eisprungphase komplett darauf verzichten. Der Grund: Eines der Phytoöstrogene, das Genistein, steht neuesten Erkenntnissen zufolge in Verdacht, die Befruchtung der Eizelle durch die Samenzelle zu sabotieren.

Gute Fette, böse Fette, Transfette

Ungesättigte Fettsäuren in der Ernährung können die Chancen auf eine Schwangerschaft erhöhen, da diese Fette Entzündungen hemmen und die Insulinempfindlichkeit reduzieren – zwei Faktoren für das Hormongleichgewicht. Einfach unge-

sättigte Fettsäuren kommen in Oliven, Erdnüssen und Rapsöl vor, sind aber auch in Avocados, Cashewnüssen, Mandeln sowie Sesam und Kürbiskernen enthalten. Mehrfach ungesättigte Fettsäuren, die auch Omega-3-Fettsäuren enthalten, finden Sie in Fisch mit mehr als zehn Prozent Fettanteil wie Sardine, Aal, Hering, Thunfisch, Lachs, Makrele und Kabeljau. Pflanzliche Quellen sind Leinsamen, Walnüsse sowie Sonnenblumen-, Distel- und Maisöl. Der Verzehr von Lebensmitteln mit diesen Fettsäuren ist gesundheitsfördernd für Herz- und Kreislaufsystem. Trotzdem ist zu bedenken, dass einige Fische sehr stark mit Quecksilber oder anderen schädlichen Substanzen belastet sind, die sich im Körper anreichern. Bereits ein Jahr vor einer geplanten Schwangerschaft sollten Sie darauf achten, keine stark belasteten Fische mehr zu essen.
Stark einschränken sollten Sie die Aufnahme von Trans-Fettsäuren. Diese kommen besonders in Fertigprodukten, frittierten Produkten und Backwaren vor, wenn teilgehärtete Fette eingesetzt wurden, zum Beispiel in Pommes frites, Kartoffelchips und verschiedenen Back- und Bratfetten und Margarinen. Auch in Keksen, Kuchen und Schokolade sind diese gesundheitsschädlichen Fette enthalten. Auf der Packung werden sie deklariert als »teilweise gehärtetes pflanzliches Fett oder Öle«. Der menschliche Körper kann Trans-Fettsäuren zwar verstoffwechseln, aber bei einer Aufnahme von mehr als 3,4 Gramm pro Tag erhöht sich bei Frauen das »böse Cholesterin« (LDL-Cholesterin) und der Triglyzeridspiegel im Blut. Wenn sich zu viele Triglyzeride im Blut befinden, die vorwiegend aus gesättigten Fettsäuren aufgebaut sind, erhöht das die Gefahr für Herzkrankheiten, Arteriosklerose und Schlaganfälle und mindert auch die Fruchtbarkeit. Eine Harvard-Studie ergab, dass eine Aufnahme von 4 Gramm Transfetten täglich die Fruchtbarkeit bereits erheblich mindert. Diese Menge wird bereits bei einer Portion Pommes vom Imbiss (ca. 165 Gramm) um mehr als 100 Prozent überschritten.

Koffein, Zucker und Zimt

Das beste Getränk für Kinderwunschpaare ist dasselbe wie für alle anderen Menschen auch: reines Wasser. Mindestens zwei Liter täglich sollten es sein, um die Funktion der inneren Organe zu gewährleisten und Giftstoffe sowie Stoffwechselabbauprodukte auszuspülen. Wenn Sie nicht ganz auf Kaffee oder Tee verzichten können oder wollen, schränken Sie den Konsum zumindest ein und betrachten Sie sie als Genussmittel. Der Grund: Das enthaltene Koffein stresst den Körper, macht Sie nervös, stört den Schlaf – und all das wirkt sich negativ auf die Fruchtbarkeit aus. Studien haben gezeigt, dass ein moderater Genuss zu tolerieren ist, aber mehr als 300 Milligramm Koffein, enthalten in etwa drei Tassen Kaffee täglich, mindern die Fruchtbarkeit und erhöhen das Fehlgeburtsrisiko. Koffeinhaltige Erfrischungsgetränke sollten aus diesem Grund auch vermieden werden. Der hohe Zuckeranteil dieser Getränke wirkt sich zudem negativ auf Blutzucker und Insulinpegel aus, was den Hormonhaushalt stört. Yogis empfehlen stattdessen Wasser – möglichst still, da Kohlensäure den Körper übersäuert, und Yogitee. Jeder Drogeriemarkt verfügt mittlerweile über ein reichhaltiges Sortiment an Yogiteesorten, die Sie je nach Vorliebe bedenkenlos trinken können. Yogitee reinigt die Leber und belebt Drüsen und Nervensystem. Der klassische Yogitee enthält zudem ein wenig Zimt. Neuen Studien zufolge erhöht Zimt die Empfindlichkeit der Zellen gegenüber Insulin, verhindert einen raschen Blutzuckeranstieg nach dem Essen und hilft damit, die Hormone auszubalancieren.

Yogische Gründiät zur Fruchtbarkeitsförderung

In den Monaten vor der Empfängnis sollten die werdenden Eltern ihren Körper mit einer mindestens siebentägigen Yogidiät reinigen. Diese Diät ist entsäuernd, kann nebenbei Hautprobleme beheben, reinigt die Leber und andere Organe und schwemmt Giftstoffe aus dem Körper hinaus. Sie kann bis zu 40 Tage lang durchgehalten werden, sollte aber auf jeden Fall beendet sein, bevor Sie schwanger werden, da eine Entgiftung während der Schwangerschaft vermieden werden sollte.

Sie nennt sich Gründiät, denn es sind nur grüne Nahrungsmittel erlaubt, am besten aus biologischem Anbau: Salate, gedämpftes Blattgemüse, Avocados, Brokkoli, Zucchini, Gurken, Paprika, Kohlrabi, Bohnen, Erbsen, Artischocken, Staudensellerie, Grünkohl, Rosenkohl, Chinakohl – was immer verfügbar ist. Eine gute Zeit, um diese Gründiät zu machen, ist das Frühjahr, wenn alle Gemüsesorten frisch erhältlich sind. Sie können das Gemüse roh oder gedämpft essen, mit frischen Kräutern gewurzt oder mit Olivenöl angemacht. Auch grüne Früchte wie grünfleischige Melonen, Äpfel, Weintrauben, Birnen, Kiwis sind erlaubt, ebenso Oliven und Mungbohnen. Falls es Sie nach Eiweiß gelüstet, können Sie einmal pro Woche eine Handvoll Nüsse oder eine Portion Getreide essen, jedoch nicht mehr. Yogitee und Wasser sowie Gemüsebrühe können nach Lust und Laune unbegrenzt getrunken werden. Zum Beenden dieser grünen Fastenkur beginnen Sie mit Obst, fügen dann Getreide hinzu und schließlich Milchprodukte.

Naturheilmittel zur Förderung der Fruchtbarkeit

Auf dem Weg zum Wunschkind lohnt es sich, auch einen Blick auf die Apotheke der Natur zu werfen. Sie bietet diverse Mittel, um die natürliche Fruchtbarkeit – vor allem der Frau – zu fördern und zu unterstützen.

Mönchspfeffer (Agnus castus)

Mönchspfeffer wird auch Keuschlamm genannt, ist in den Mittelmeerländern und in Asien heimisch und wächst vor allem an feuchten Plätzen. Die mehrere Meter hohen Sträucher tragen duftende Blüten, in deren Kelchen Früchte wachsen. Getrocknet werden sie als Arzneimittel verwendet. Mönchspfeffer ist seit Langem dafür bekannt, prämenstruelle Beschwerden zu verringern und starke Regelblutungen und Krämpfe zu lindern. Unregelmäßige Zyklen werden harmonisiert. Weniger bekannt ist, dass dieses bewährte Mittel auch die Chance auf eine Schwangerschaft erhöht. Mönchspfeffer reguliert den Hormonhaushalt und sorgt für einen regelmäßigeren Eisprung. Außerdem unterstützt das Mittel die Einnistung des befruchteten Eis in der Gebärmutter. Die Wirksamkeit wurde in klinischen Versuchen nachgewiesen. Bei einer Untersuchung der Universität Heidelberg wurden Frauen, die Mönchspfeffer einnahmen, doppelt so häufig schwanger wie andere, die ein Placebo bekamen. Die Wirkstoffe dieser Pflanze beeinflussen die Freisetzung des Nerven-Botenstoffes Dopamin und normalisieren dadurch die Ausschüttung des milchbildenden Hormons Prolaktin in der Hirnanhangdrüse. Frauen mit PMS haben häufig erhöhte Prolaktinwerte, ein Hormon, das in Schwangerschaft und Stillzeit vermehrt ausgeschüttet wird. Ein erhöhter Prolaktinwert kann zum Ausbleiben des Eisprungs führen. Wie bei allen anderen pflanzlichen Arzneimitteln dauert es jedoch einige Wochen bis hin zu sechs Monaten, bis Mönchspfeffer seine volle Wirkung entfaltet.

Falsches Einkorn (Chaemlirium luterum)

Diese Heilpflanze ist in Nordamerika, östlich des Mississippi, heimisch und wurde dort schon von den Indianern zur Behandlung von Frauenleiden verwendet. Falsches Einkorn reguliert den weiblichen Zyklus und regt die Eireifung an. Es gilt als sehr wirksam und wird auch bei Potenzstörungen des Mannes eingesetzt. Es soll die Bildung der Follikel unterstützen und Unfruchtbarkeit heilen, die durch Fehlfunktionen der Eierstöcke entsteht.

Chinesischer Engelwurz (Angelica sinensis)

Engelwurz soll den Hormonhaushalt regulieren. Besonders in Asien wird er als Heilkraut bei Frauenleiden verwendet und zur Regulierung von Zyklusstörungen eingesetzt. Diese Wirkung wird durch eine verbesserte Durchblutung des Uterus erreicht.

Ingwer (Zingiberis rhizoma)

Ingwer wirkt kreislaufanregend, entzündungshemmend und krampflösend. Er hilft bei verzögerter Menstruationsblutung, lindert Schmerzen beim Eisprung und stärkt die Fortpflanzungsorgane. Ingwer wird von den Yogis hoch geschätzt, da es Nerven- und Immunsystem stärkt.

INGWERWASSER MIT ZITRONE

Schälen Sie ein zwei bis drei Zentimeter großes Stück Ingwer und schneiden Sie es in Scheiben. Füllen Sie einen kleinen Kochtopf mit Wasser, fügen Sie den Ingwer hinzu und lassen Sie das Ganze eine gute halbe Stunde lang auf kleiner Flamme köcheln. Fügen Sie den Saft einer halben Zitrone hinzu und trinken Sie das Ingwerwasser über den Tag verteilt.

Frauenmantel (Alchemilla vulgaris)

Diese Pflanze ist in ganz Europa und im östlichen Nordamerika und Grönland sowie in Asien von Kaukasus und Himalaya bis nach Sibirien verbreitet. Seinen Namen verdankt der Frauenmantel seiner Blattform, die an Frauenkleider vergangener Zeiten erinnert. Frauenmantel gleicht das Hormonsystem aus und reguliert den Zyklus. Er hilft auch gegen Menstruationsbeschwerden und bei unregelmäßigen Zyklen. Das sogenannte »Frauenkraut« soll die Durchblutung des Beckens verbessern. Speziell bei Zyklusstörungen im Zusammenhang mit Übergewicht soll Frauenmantel wirksam sein. Außerdem fördert er die Reifung der Eibläschen und den Aufbau der Gebärmutterschleimhaut.

Himbeerblätter (Rubi idaei folium)

Himbeerblätter sollen hormonregulierend bei Menstruationsstörungen wirken und die Gebärmutter- und Beckenmuskulatur stärken. Zumeist wird ein Tee hergestellt, der die Gebärmutter entspannt und daher bei Regelschmerzen empfohlen wird. Durch die Entspannung der Gebärmuttermuskulatur wird diese stärker durchblutet und die Gebärmutterschleimhaut wird besser aufgebaut.

Fruchtbarkeitstees

Es gibt verschiedene Teemischungen, die die Fruchtbarkeit fördern. Generell unterstützt Tee die Reinigungs- und Stärkungsvorgänge, die durch die Fruchtbarkeitsyogaübungen, die ich noch beschreiben werde, ausgelöst werden. Yoga erwärmt und energetisiert die Beckenorgane; der Tee erhält die Wärme dort und leitet sie weiter.

ZWEI-PHASEN-FRUCHTBARKEITSTEE

Während der ersten Zyklushälfte:

2 Teile Himbeerblätter: enthält östrogenähnliche Anteile
1 Teil Beifuß: fördert den Eisprung und die Entschlackung
1 Teil Holunderblüten: unterstützt das follikelstimulierende Hormon (FSH)
1 Teil Salbei: wirkt östrogenartig

Während der zweiten Zyklushälfte:

2 Teile Frauenmantelkraut: ist gelbkörperregulierend
1 Teil Schafgarbe: wirkt gestagenartig
1 Teil Brennnessel: fördert den Schlackenabtransport und ist eisenhaltig

Nehmen Sie pro Tasse einen Esslöffel der Mischung und lassen Sie den Teeaufguss 15 Minuten lang ziehen. Trinken Sie davon vier bis fünf Tassen über den Tag verteilt.

HARMONIETEE FÜR FRAUEN

Diese Teemischung stärkt und heilt die weiblichen Unterleibsorgane und harmonisiert die Sexualfunktion. Mischen Sie Himbeer-, Erdbeer- und Brombeerblätter, Schafgarbe und Frauenmantel zu gleichen Teilen.

Übergießen Sie einen Esslöffel der Kräutermischung mit 0,75 Liter kochendem Wasser und lassen Sie den Tee zehn Minuten lang ziehen. Trinken Sie ihn über den Tag verteilt.

KRAFTTEE FÜR MÄNNER

Positive Wirkung für Männer hat eine Teemischung aus Oregano, Thymian, Quendel, Goldrute und Königskerze, die Sie zu gleichen Teilen in der Apotheke mischen lassen können: Sie stärkt die männlichen Fortpflanzungsorgane und regt Stoffwechsel und Hormonhaushalt an. Nehmen Sie auch hiervon einen Esslöffel, brühen Sie ihn mit 0,75 Liter kochendem Wasser auf und lassen ihn zehn Minuten lang ziehen.

Weitere alternative Therapien bei Kinderwunsch

Homoöpathische Unterstützung

Homöopathie kann ebenfalls die Fruchtbarkeit unterstützen. Am besten, Sie suchen sich einen klassischen Homöopathen, der auf Basis einer mindestens einstündigen Erstanamnese Ihr Konstitutionsmittel herausfindet – das spezifische homöopathische Mittel, das Ihre Lebensenergie stärkt und alle Körperfunktionen positiv beeinflusst, auch die natürliche Fruchtbarkeit.

Darüber hinaus gibt es einige homöopathische Mittel, die häufig eingesetzt werden, um die Fruchtbarkeit von Frauen zu fördern, wie z.B. Mönchspfeffer (*Agnus castus*) und Frauenmantel (*Alchemilla vulgaris*), die ich bereits bei den Naturheilmitteln vorgestellt habe, sowie Küchenschelle (*Pulsatilla*), Sepia (Tintenfisch) und Ovaria comp, ein homöopathisches Komplexmittel, das neben der Hormonproduktion auch die sexuelle Lust anregt. Ovaria comp ist eine Mischung aus mehreren Heilpflanzen und wirkt auf die Eizellreifung. Wenn der Eisprung nicht um den 14. Zyklustag herum erfolgt, sondern erst (viel) später, kann dieses Mittel helfen, einen früheren Eisprung auszulösen. Außerdem verbessert das Mittel Qualität und Menge des Zervixschleimes. Ovaria comp nimmt man in der ersten Zyklushälfte bis zum Eisprung ein. Sie dürfen es allerdings nicht verwenden, wenn Sie andere, schulmedizinische Mittel zur Eisprungförderung nehmen.

Auch das homöopathische Mittel Bryophyllum kann Frauen helfen, deren zweite Zyklushälfte zu kurz ist. Man nimmt es nur in der Zeit nach dem Eisprung. Bryophyllum hat eine progesteronähnliche Wirkung, verbessert den Aufbau der Gebärmutterschleimhaut und unterstützt damit die Einnistung des Eis.

Wenn Sie Ihren Kinderwunsch auf homöopathischem Wege erfüllen möchten, brauchen Sie Geduld – wie bei allen

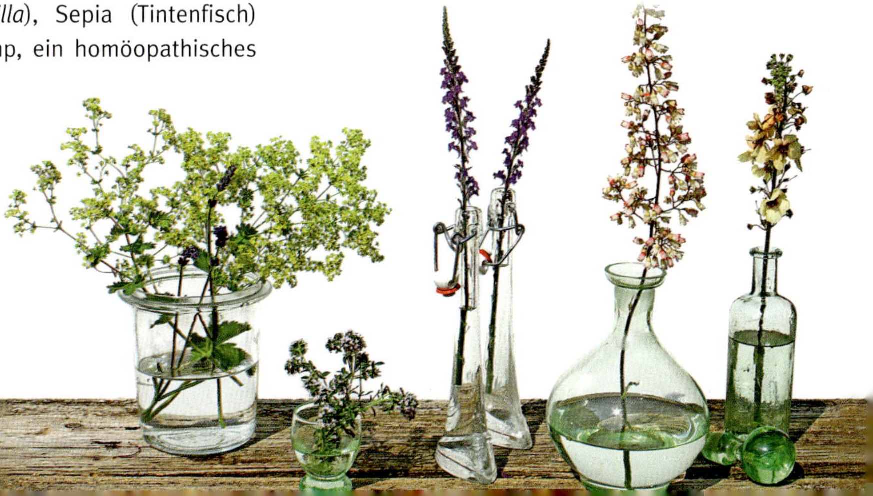

Methoden aus diesem Buch. Um das individuell passende Medikament zu finden, muss der Homöopath die jeweilige Situation der Frau, des Mannes oder des Paares genau analysieren. Normalerweise schlägt nicht gleich das erste Konstitutionsmittel an und manchmal verstärken sich Beschwerden anfangs auch. Diese sogenannte Erstverschlimmerung zeigt, dass ein Mittel das richtige ist.

Die traditionelle chinesische Medizin

Die traditionelle chinesische Medizin (kurz TCM) betrachtet den Menschen als Ganzes und zielt darauf ab, Körper und Seele ins Gleichgewicht zu bringen. Das System besteht aus Zungen- und Pulsdiagnostik, Ernährungsempfehlungen und Heilkräuteranwendungen. Zu den verwendeten Kräutern gehören z. B. Ginseng, der den Menstruationszyklus harmonisieren soll, und Sägepalme, die beim Polyzystischen Ovarialsyndrom helfen kann, unter dem in Europa etwa vier bis zwölf Prozent der Frauen im gebärfähigen Alter leiden.
Auch Männern hilft die TCM dabei, die Körperbalance wiederzufinden und dadurch die Fruchtbarkeit zu verbessern.

Mit Akupunktur zum Baby

Akupunktur basiert wie Yoga auf energetischen Prinzipien: Beide helfen dabei, Blockaden in den Meridianen oder Nadis – den Energieleitbahnen des Körpers – zu lösen und so Gesundheit, Wohlbefinden und Fruchtbarkeit zu steigern. Eine Behandlung dauert meist drei Monate, in denen ein Arzt die Nadeln ein- bis zweimal pro Woche setzt, gefolgt von einer Behandlungspause, um zu sehen, wie der Körper reagiert.
Einige Studien weisen darauf hin, dass Akupunktur die weibliche Fruchtbarkeit positiv beeinflusst. Die Behandlung regt das zentrale Nervensystem an, körpereigene Opiate wie Beta-Endorphine zu produzieren, und sorgt so für einen regelmäßigen Eisprung. Zudem führt der verbesserte Energiefluss zu einer stärkeren Durchblutung der Gebärmutter.
Auch Männer profitieren von Akupunktur, indem die Beweglichkeit der Spermien erhöht und die Zahl der Samenzellen vervielfacht wird. Eine deutsche Studie zeigte, dass schon nach fünf Wochen regelmäßiger Akupunkturbehandlungen die Anzahl von strukturellen Abnormitäten der Spermien bei den als unfruchtbar geltenden Probanden deutlich abnahm. Ebenso stieg die Anzahl der Spermien deutlich an, sodass während der dreijährigen Studie mehr als 20 Prozent der Teilnehmer Vater wurden.

Stimulation von Massagepunkten

Eng verwandt mit der Akupunktur ist die Akupressur. Dabei können Sie ganz einfach durch Selbstmassage bestimmte Akupressurpunkte anregen und dadurch die Funktion der Beckenorgane verbessern. Sanfter oder festerer Druck bewirkt, dass das Becken stärker durchblutet wird und die Lymphe besser fließt. Dadurch kommt es zu Entwässerung und Entschlackung. Sie benötigen dazu keine ausgeprägten anatomischen Kenntnisse, einzig und allein die Bereitschaft, sich Ihrem Körper spielerisch-therapeutisch zu widmen.

1. Fassen Sie im Stehen mit beiden Zeige- und Mittelfingern an Ihren unteren Rücken und ertasten Sie die Knochenplatte von Steiß- und Kreuzbein, die einige Zentimeter über der Pofalte liegt. Seitlich können Sie zwei kleine Vertiefungen ertasten. Massieren Sie diese Stellen sanft. Wenn Sie möchten, können Sie ein mildes Massageöl wie Mandelöl verwenden.

2. Setzen Sie sich auf den Boden und legen Sie die Fußsohlen locker aneinander, die Knie fallen dabei nach außen. Ertasten Sie mit den Daumen den Punkt unterhalb und hinter dem Knöchel auf der Innenseite des Fußes. Dieser Akupressurpunkt lindert verschiedene Störungen im Genitaltrakt. Massieren Sie diesen Punkt sanft oder auch fester.

3. Stellen Sie die Füße auf. Umfassen Sie mit Zeigefinger und Daumen zangenartig das Fußgelenk von hinten. An der Außenseite hinter dem Knöchel drücken Sie den Punkt, welcher bei Störungen im ganzen Beckenbereich wirkt, und massieren Sie ihn sanft oder auch fester.

4. Bleiben Sie in der Sitzposition. Mit Zeigefinger oder Daumen drücken Sie auf den Punkt außen am Kleinzehennagel. Die Stimulation dieses Punktes verschafft Erleichterung beim prämenstruellen Syndrom, das mit Blähungen, Verspannungen und Schweregefühl einhergehen kann.

5. Immer noch mit aufgestellten Füßen tasten Sie mit den Zeigefingern zwischen Kleinzeh und viertem Zeh Richtung Spann, bis Sie eine kleine Mulde spüren. Dort befindet sich ein Massagepunkt, der verschiedene Beschwerden im Unterleib und Genitaltrakt lindert, wenn man ihn sanft oder auch fester drückt.

Aromatherapie

Auch die Aromatherapie kann bei der Erfüllung des Kinderwunsches helfen. Schon die Ägypter destillierten Pflanzen, um daraus ätherische Öle zu gewinnen und sie zu Heilzwecken, bei religiösen Zeremonien, zur Körper- und Gesichtspflege zu verwenden. Ätherische Öle sind flüchtige, rein pflanzliche Essenzen. Sie werden aus verschiedenen Pflanzenteilen gewonnen. Sie stimulieren den Geruchssinn, verbessern die Stimmung und wirken sich positiv auf geistiges und körperliches Wohlbefinden aus. Sie können als Badezusätze, Massageöle oder als Raumduft genutzt werden. Da sie hochkonzentriert sind, sollte man sie nur tröpfchenweise verwenden und weder einnehmen noch pur auf die Haut auftragen, sondern nur mit einem Basisöl gemischt. Zur Anregung der Fruchtbarkeit dienen Düfte wie Moschus, Ingwer, Vanille, Patschuli, Zimt, Nelken, Basilikum, Geranie – je nach persönlicher Vorliebe.

Nur für Männer – die Spermienqualität verbessern

Auch Männer sollten auf ihr Gewicht und eine ausgewogene Ernährung mit vielen Mineralstoffen, Vitaminen und Ballaststoffen achten, um ihre Fruchtbarkeit zu erhalten oder zu verbessern. Damit die männlichen Hoden Testosteron produzieren und genügend Samenzellen bilden können, muss ausreichend Vitamin C, E, Beta-Carotin, Folsäure, Vitamin B12 sowie Selen und Zink aufgenommen werden. Kommt es zu einer Unterversorgung, kann dies zu verminderter Spermaqualität führen.

Übergewichtige Männer leiden unter deutlich schlechterer Spermienqualität. Bisher wurde vermutet, dass die Lebensdauer von Spermien 70 bis 90 Tage beträgt, doch neueren Untersuchungen zufolge beläuft sie sich auf nur rund 42 Tage. So wirken Maßnahmen zur Verbesserung der Spermienqualität schneller als bislang vermutet. Die natürliche Fertilitätsgrenze ist vermutlich die Gesamtzahl von 20 Millionen Zellen je Milliliter Ejakulat – das bedeutet, dass eine solche Anzahl gesunder Spermien durchschnittlich zur Befruchtung notwendig ist. Sind es weniger, wird eine Zeugung immer unwahrscheinlicher, ist jedoch nicht auszuschließen. Auch bei Männern tickt die biologische Uhr: Zwar können sie theoretisch noch in hohem Alter Kinder zeugen, doch neuesten Untersuchungen zufolge steigen ab Mitte 30 genetische Defekte in den Spermien rasant an. Eine andere Studie zeigte, dass mit steigendem Alter des Vaters das Risiko für Autismus, Schizophrenie, Zwergwuchs, Down-Syndrom und andere genetisch bedingte Erkrankungen zunimmt. Ab 40 nimmt die Fruchtbarkeit stetig und deutlich ab – nicht nur die Menge der Spermien im Ejakulat sinkt, sondern die Spermien werden auch träger. Daher sollten auch Männer nicht zu lange warten, wenn sie Vater werden wollen. Außerdem empfiehlt es sich, die folgenden Ratschläge zu beherzigen.

L-Carnitin für die Samenzellen

Häufig sind eine mangelnde Beweglichkeit und zu geringe Anzahl der Spermien auf fehlende essenzielle Nährstoffe wie L-Carnitin zurückzuführen. L-Carnitin ist eine aminosäureähnliche Substanz, die manchmal auch als Vitaminoid bezeichnet und als Schlankheitsmittel verwendet wird, da es sich auf die Fettverbrennung auswirkt. Es ist darüber hinaus ein wesentlicher Bestandteil des Energiestoffwechsels.

Organe wie Muskeln und Herz enthalten L-Carnitin – der Körper produziert den Nährstoff teilweise selbst, hauptsächlich wird er aber mit der Nahrung aufgenommen. Besonders reich an L-Carnitin sind Fleisch und Milchprodukte. Spermien sind die L-Carnitin-reichsten Zellen im männlichen Körper, sie enthalten etwa 2000-mal so viel L-Carnitin wie das Blut. Studien lassen vermuten, dass Anzahl, Beweglichkeit und Reifung der Samenzellen mit der Konzentration von freiem L-Carnitin in den Nebenhoden zusammenhängen. Vegetarier und Männer mit Fruchtbarkeitsstörungen sollten daher L-Carnitin in einem Mikronährstoffpräparat zu sich nehmen.

In diesen Produkten ist meist auch L-Arginin enthalten, das ebenfalls die Spermaqualität verbessert. Dies ist eine semiessenzielle Aminosäure, die bei Kinderwunsch zwei positive Effekte hat: L-Arginin fördert die Erektionsfähigkeit und erhöht die Anzahl und die Beweglichkeit der Spermien.

Die richtige Temperatur

Die Spermienproduktion benötigt eine Körpertemperatur von 34,4 bis 35,5 Grad Celsius – Untertemperatur, wenn man die normalen Werte im Körperinneren zugrunde legt. Daher sollten Sie darauf achten, Ihre Hoden kühl zu halten, wenn Sie zum Beispiel Sport treiben. Vermeiden Sie luftundurchlässige Trainingskleidung wie eng sitzende Hosen. Nach dem Sport sollten die Genitalien kühl abgeduscht und am besten einige Zeit an der Luft getrocknet werden – zumindest sollten Sie jedoch lockere, atmungsaktive Baumwollkleidung tragen. Die klassischen Yogis bevorzugen besonders weite, lockere Unterhosen, die »Katcheras«, doch bequeme Boxershorts tun es auch. Ebenso sollten Sie in der Kinderwunschphase am besten auf Sauna, Dampf- und heiße Vollbäder verzichten.

Wasserbetten haben sich als ungünstig erwiesen, da die höhere Wärmeentwicklung des geheizten Wassers die männliche Fruchtbarkeit einschränkt. Aus demselben Grund sollten Naturfasern als Bettwäsche gegenüber Synthetik bevorzugt werden.

Beeinträchtigende Sportarten

Manche Sportarten sollten vermieden oder zumindest eingeschränkt werden, beispielweise Rennradfahren. Manche Sitze, besonders ältere, sind so gebaut, dass sie einen starken Druck gegen den nervenreichen und normalerweise gut durchbluteten Damm ausüben. Er befindet sich zwischen Anus und Hoden und entspricht energetisch gesehen dem ersten Chakra. Wird dieser Bereich mehrere Stunden pro Woche starkem Druck ausgesetzt, kann das Taubheit und Durchblutungsstörungen in den Genitalien zur Folge haben und bei einigen Männern zu Erektionsstörungen führen. Meist ist diese Beeinträchtigung vorübergehend. In einigen schweren und irreversiblen Fällen kann jedoch sogar ein chirurgischer Eingriff nötig sein. Sie sollten daher darauf achten, dass Ihr Sattel keine »Nase« hat und so gebaut ist, dass er Ihre Fortpflanzungsorgane nicht schädigt. Das Rennradfahren sollte auf drei Stunden wöchentlich begrenzt werden.

Kontaktsportarten wie Fußball, Baseball und Handball sowie Kampfsportarten wie Boxen, Karate oder Judo sind verletzungsträchtig für Hoden und Leisten. Stumpfe Verletzungen in diesem Bereich können die Spermienproduktion beeinträchtigen. Falls Sie nicht darauf verzichten möchten, sollten Sie in der Kinderwunschzeit zumindest einen entsprechenden Schutz tragen, wenngleich die Wärmeentwicklung darunter ebenfalls die natürliche Fruchtbarkeit mindert.

Potenzsteigernde Mittel

Mittel, die die Potenz steigern, sollten in der Kinderwunschzeit vermieden werden. Eine irische Studie fand heraus, dass schon eine einzige 100-Milligramm-Dosis Viagra das Akrosom an der Kopfkappe des Spermiums vorzeitig aktivieren kann. Das Akrosom besteht aus einer Doppelmembran mit bestimmten Enzymen zur Auflösung der Eihülle. Wenn es sich zu früh öffnet, steht es nicht mehr zur Verfügung, wenn es nötig ist – nämlich dann, wenn das Ei befruchtet werden soll.

Pornografie

Eine australische Studie zeigte, dass pornografische Bilder oder Filme die männliche Fruchtbarkeit dagegen situationsbezogen steigern: Die Proben enthielten kurz nach dem Anschauen von Pornos deutlich mehr und beweglichere Spermien. Dieses erstaunliche Ergebnis basiert darauf, dass Männer, wie viele andere Säugetiere, bessere Spermien produzieren, wenn sie sich in (vermeintlichen) Wettbewerbssituationen um die Befruchtung einer begehrenswerten Frau befinden.

Reine Luft

Die Luftverschmutzung wirkt sich nicht nur auf die Lungen aus, sondern auch auf die Fruchtbarkeit. Je mehr Smog und je höher die Ozonwerte, umso geringer die Spermienzahl, wie eine kalifornische Studie zeigte. Männer in ländlichen Gebieten sind daher Großstädtern gegenüber im Vorteil. Es wird empfohlen, zumindest in den Sommermonaten auf Indoorsportarten auszuweichen, öfter Ausflüge aufs Land zu machen oder in stark versmogten Ballungszentren sogar Luftfilter zu Hause zu installieren.

Check-up beim Arzt

Eine häufige Ursache für männliche Unfruchtbarkeit ist die Varikozele, eine Hoden-Krampfader am Nebenhoden, in der Nähe des Samenleiters. Oft tritt diese Krampfader linksseitig, gelegentlich aber auch auf beiden Seiten auf. Etwa 15 Prozent aller Männer haben eine Varikozele – oft unbemerkt. Erst bei ausgeprägten Befunden kann sie sich mit Spannungsgefühlen und Schwellungen bemerkbar machen. Krampfadern am Hoden verschlechtern die Spermienqualität. Durch die verminderte Durchblutung und den Blutstau kann das Hodengewebe überhitzt werden. Spätestens wenn sie Schmerzen verursachen, sollten sie operiert werden. Meist verbessert sich dann auch die Spermienqualität.

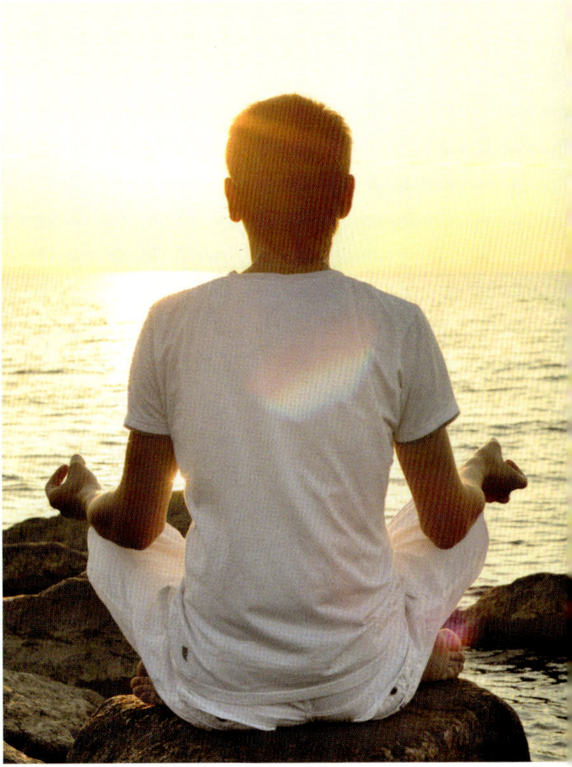

YOGAÜBUNGEN, DIE DIE FRUCHTBARKEIT FÖRDERN

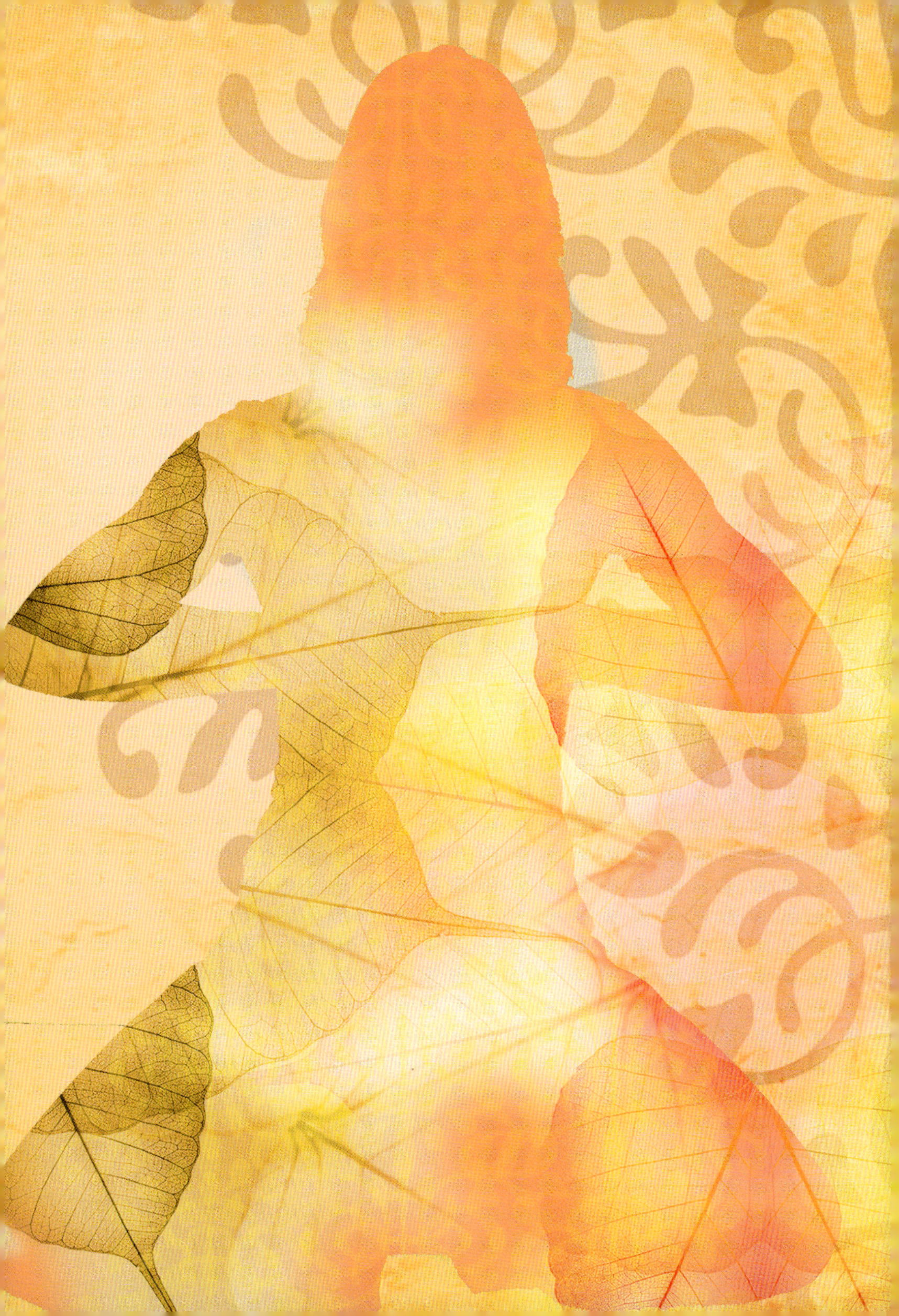

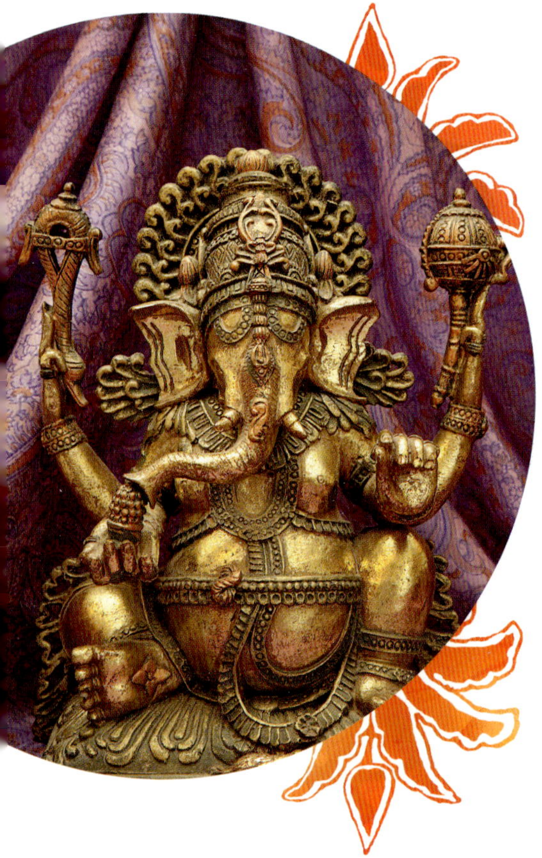

Eigenverantwortung übernehmen

Kommen wir nun zum Kernstück dieses Buches: dem Fruchtbarkeitsyoga, einem Übungsprogramm, das die Lebenskraft und Vitalenergie anregt – anders als medizinische Kinderwunschtherapien, die den Paaren oftmals Energie rauben, sie schwach, bedürftig und unselbständig werden lassen. Fruchtbarkeitsyoga hingegen macht Sie zu Akteuren, die Einfluss nehmen auf ihre Fortpflanzungsfähigkeit. Ein Kind zu bekommen, ist ein höchst kreativer Akt.

Regelmäßig, am besten täglich, sollten Sie sich auf Ihre Yogamatte begeben, um Ihren Körper besser kennenzulernen, ihn zu stärken und zu dehnen, um die Lebensenergie aufnehmen und fließen zu lassen. Sie werden fitter, entspannter und elastischer werden, sich besser und gesünder fühlen. Indem Sie die Kinderwunschzeit nutzen, um sich aktiv auf eine Schwangerschaft vorzubereiten und Ihre Fruchtbarkeit anzuregen, übernehmen Sie mehr und mehr Eigenverantwortung. Es ist ein Unterschied, ob Sie sich in die Hände von Experten begeben und diesen Ihren Kinderwunsch zur Erfüllung überlassen oder selbst aktiv werden. Wenn Sie Verantwortung für sich und Ihren Körper übernehmen, werden Sie stärker und klarer werden und so hoffentlich bald Ihr Baby in den Armen halten.

Dazu möchte ich Ihnen ein Beispiel aus meinem Leben erzählen: Als ich mit meiner Tochter schwanger war, hatte ich schon ein wenig Yoga geübt, ein Yogabuch für Schwangere gelesen und einen Geburtsvorbereitungskurs besucht. Ich stellte mir vor, wie ich mit Atemübungen und Asanas mein Kind yogisch auf die Welt bringen würde. Doch als die Wehen einsetzten, wurde ich von ihrer Wucht überrascht. Leider erwiesen sich die

Kontraktionen jedoch als wenig »muttermundwirksam«, wie eine unbarmherzige Hebamme mir mitteilte: »Das sind doch noch keine richtigen Wehen!« Stunde um Stunde verbrachte ich in einem Vorbereitungszimmer der Klinik, durfte weder essen noch trinken, konnte nicht schlafen und wurde immer schwächer und mutloser – aus der Gebärenden wurde eine Patientin. Nach mehr als 36 Stunden war ich völlig entkräftet und bat um eine Periduralanästhesie, die 1993 noch bedeutete, komplett bewegungsunfähig zu werden. So hatte ich Schläuche in den Händen und eine Kanüle im Rücken, war an den Wehenschreiber angeschlossen und wurde alle 20 Minuten hin- und hergewuchtet, damit das Köpfchen des Babys sich endlich richtig einstellte. Umgeben von piepsenden Geräten, lag ich hilflos auf dem Rücken. Als nach weiteren zehn Stunden die Herztöne absanken, holte man meine Tochter kurzerhand mit der Geburtszange. Rückwirkend betrachtet war dies eine »Entbindung«, keine »Geburt«, wie ich sie viereinhalb Jahre später erlebte.

Diesmal hatte ich mich schon mit einem geplanten Kaiserschnitt abgefunden, weil mein Sohn trotz diverser Yogapositionen in der Querlage verharrte. Vier Tage vor dem Termin drehte er sich doch noch – und ließ weitere zwei Wochen auf sich warten. Dann platzte die Fruchtblase. Mit dem Krankenwagen wurde ich liegend in die Klinik transportiert. Leider hatte ich keine Wehen und nur 24 Stunden Zeit, um das Kind auf die Welt zu bringen, weil nach einem vorzeitigen Blasensprung Infektionsgefahr drohte. Aufgrund der langen ersten Geburt bat ich um ein wehenförderndes Gel, das vor den Muttermund appliziert wird. Ich wollte mein Kind diesmal aktiv gebären, daher sang ich Mantras und bewegte mich die ganze Zeit. Auch als die Wehen heftiger wurden, legte ich mich nicht hin. Vier Stunden später gebar ich meinen Sohn, auf einem Gebärhocker, während der Arzt und die Hebamme vor mir auf den Matten knieten. Ich war erschüttert und bewegt von der Kraft dieser spirituellen Erfahrung. Obwohl mein Sohn mit seinem großen Kopf meinen vorgeschädigten Beckenboden zerrissen hatte, fühlte ich keinen Schmerz, nur unglaubliche Freude, Stolz und Demut.

Daher sollten gerade Frauen frühzeitig beginnen, sich auf eine selbstbestimmte Geburt vorzubereiten, indem sie die Kinderwunschphase dafür nutzen, um Fruchtbarkeitsyoga zu praktizieren und das Vertrauen in sich und ihren Körper zu stärken!

Zum Üben brauchen Sie außer einem festen Willen und einer gewissen Disziplin nicht viel: eine Yogamatte und ein Yogakissen, dazu eine leichte Decke, (stilles) Wasser zum Trinken und bequeme Sportbekleidung, möglichst aus Baumwolle. Richten Sie einen Platz in Ihrer Wohnung zum Üben her, sodass Sie möglichst wenig herumräumen müssen, bevor Sie mit Ihrem Yogaprogramm beginnen können. Üben Sie möglichst immer zur selben Zeit, um den inneren Schweinehund zu überlisten, der Sie immer wieder mit Ausreden und Vorwänden davon abhalten wird, Ihrer selbst gewählten Disziplin nachzugehen. Der Mensch ist ein Gewohnheitstier – daher sollten Sie eine Gewohnheit kreieren! Am Anfang werden Sie wahrscheinlich hochmotiviert sein, die Erkenntnisse aus diesem Buch auch umzusetzen, dann folgt eine Phase der Ernüchterung, in der Sie sich mit mehr Anstrengung auf die Yogamatte bringen müssen, aber wenn Sie diese Phase überwunden haben, wird Ihr Körper von selbst nach den Übungen verlangen. Daher kann ich Ihnen nur empfehlen, mindestens vier Wochen durchzuhalten, denn dann wird es einfacher.

Was genau Sie üben, hängt von Ihnen ab: Wenn Sie lieber eine fortlaufende Übungsreihe absolvieren möchten, machen Sie die Kriya zur Hormonbalance. Haben Sie weniger Zeit und möchten sich selbst Übungen aussuchen, wählen Sie ein paar aus den Fruchtbarkeitsübungen für Frauen aus (mindestens vier); Männer sollten alle speziell für sie angeführten Übungen machen. Ergänzen Sie die Einzelübungen um die Partnerübungen. Oder machen Sie nur die Partnerübungen. Es ist besser, regelmäßig weniger als sporadisch viel zu machen. Schließlich wollen Sie Ihre Fruchtbarkeit gezielt anregen, Ihr Hormonsystem energetisieren – dafür braucht es schon eine gewisse Anstrengung. Wie ich zu Beginn des Buches schrieb, folgt die Energie dem Fokus.

Dabei ist Konzentration und Hingabe ungleich wichtiger als Perfektion. Machen Sie sich nichts draus, wenn Sie die Übungen zunächst nicht so gut beherrschen, wenn Sie nicht so gut sitzen oder sich strecken können. Erstens wird es im Laufe der Zeit besser werden; und zweitens wirken die Übungen trotzdem – tun Sie einfach Ihr Bestes.

Es gibt zwar aus anderen Yogaformen diverse Hilfsmittel wie Gurte, Blöcke und Bänder, doch ich empfehle nur eins: das entsprechend hohe Sitzkissen (Yoga- oder Meditationskissen), um die Hüften beim Meditieren, Atmen, Üben besser entspannen zu können.

Nehmen Sie sich Zeit für sich selbst, am besten täglich eine halbe Stunde bis Stunde, in der Sie sich auf das Fruchtbarkeitsyoga konzentrieren. Stellen Sie Handy, PC, Telefon und Türklingel aus und machen Sie eine sanfte Entspannungsmusik an.

Yogaübungen für die Frau

Das folgende Übungsprogramm richtet sich an Frauen. Im Mittelpunkt stehen Übungen für das zweite Chakra als Sitz der sexuellen Kreativität und für das sechste Chakra als Zentrum der Hormonbalance. Die Yogapositionen lassen Lebensenergie in Bauch und Becken fließen, sorgen für hormonelles Gleichgewicht und regen die weibliche Fruchtbarkeit an. Dabei gibt es statische Positionen, die mit dem langen und tiefen Atem gehalten werden (siehe S. 106 f.), und dynamische Übungen, bei denen Bewegung und schnellere Atmung kombiniert werden. Pausieren Sie zwischen den Übungen ein bis zwei Minuten und spüren Sie mit geschlossenen Augen der Wirkung nach. Atmen Sie langsam und bewusst und nehmen Sie in einem Zustand aktiver Bewusstheit wahr, was die jeweilige Übung für Sie getan hat – ohne zu beurteilen. Sie können alle Übungen nacheinander ausführen oder sich Lieblingsübungen aussuchen und diese regelmäßig praktizieren.

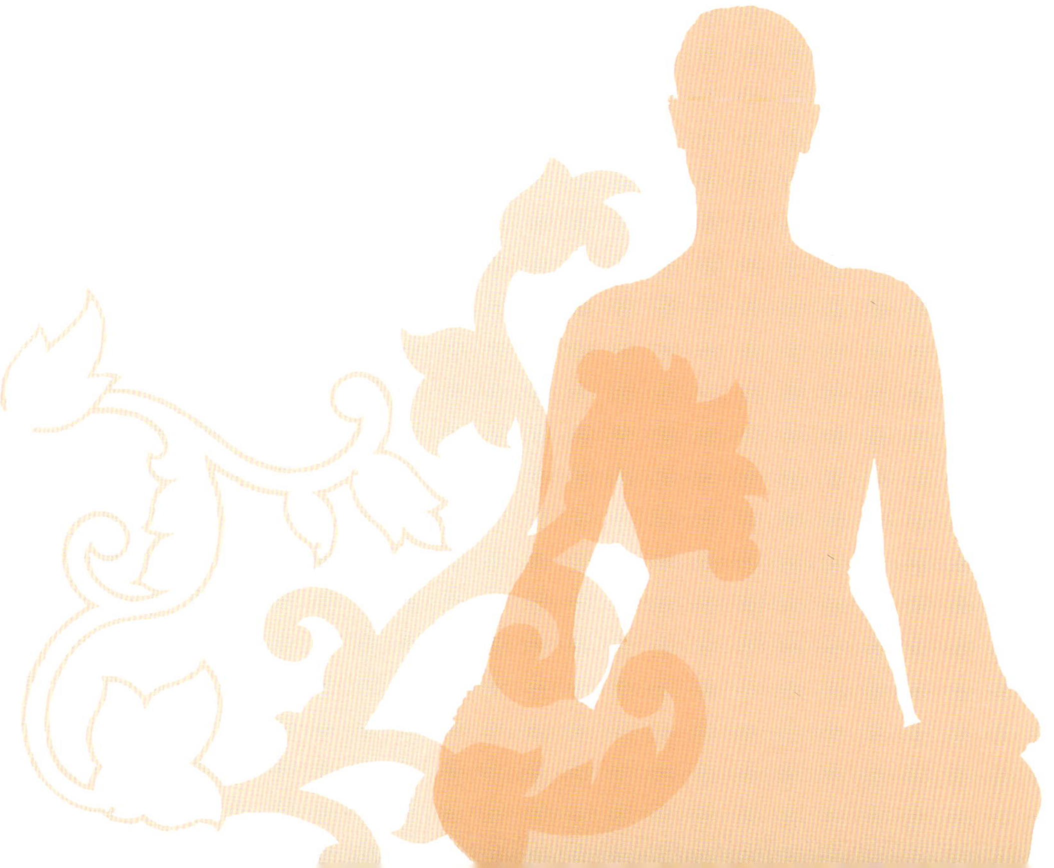

1. Atemwaage

Diese Übung harmonisiert das Drüsensystem und bringt es in Einklang mit dem zentralen Nervensystem.

- Setzen Sie sich in den Schneidersitz (einfache Haltung) und halten Sie die Wirbelsäule aufrecht. Wenn nötig, können Sie ein Sitzkissen benutzen.
- Bringen Sie mit angewinkelten Ellenbogen die Hände vor dem Herzen zusammen. Legen Sie dabei die ausgestreckte rechte Hand so vor die linke, dass beide Handinnenflächen zum Körper weisen, die Finger der linken Hand zeigen nach rechts und die der rechten Hand nach links. Die Hände und Unterarme sind parallel zum Boden.
- Pressen Sie die Kuppen der Daumen gegeneinander.
- Schließen Sie die Augen bis auf einen schmalen Spalt.
- Atmen Sie tief ein und halten Sie den Atem zehn Sekunden lang an.
- Atmen Sie vollständig aus und halten Sie den Atem zehn Sekunden lang an, bevor Sie weiteratmen. Es ist wichtig, dass Sie komplett ausatmen, um das zentrale Nervensystem anzuregen!
- Konzentrieren Sie sich auf den Atem und üben Sie drei Minuten lang.

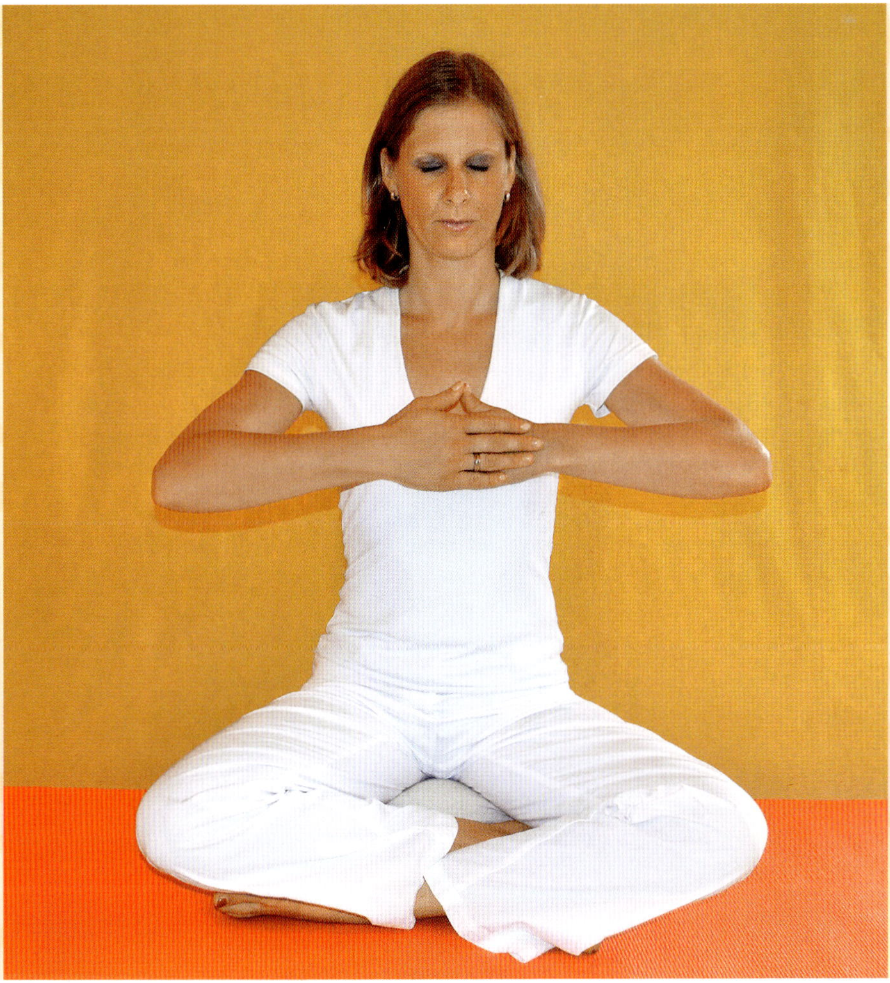

2. Beckenheber

Diese Übung entspannt den Unterleib – besonders die Eierstöcke, in denen sich psychischer Stress leicht als Spannung festsetzt. Regelmäßig praktiziert führt die Übung zu einem ausgeglichenen Zyklus mit weniger Menstruationskrämpfen. Nebenbei stärkt die Übung den Ischiasnerv.

- Legen Sie sich auf den Rücken.
- Stellen Sie die Füße auf und ziehen Sie die Fersen zum Po.
- Umfassen Sie, wenn möglich, die Fußgelenke. Falls das nicht geht, bringen Sie die Hände in die Nähe der Füße.
- Lösen Sie mit dem Ausatmen das Becken vom Boden und heben Sie dabei den Nabel so hoch wie möglich.
- Halten Sie die Position mit langen, tiefen Atemzügen für zwei Minuten.
- Legen Sie den Rücken langsam wieder auf dem Boden ab, strecken Sie die Beine aus und entspannen Sie.

In der dynamischen Variante der Übung heben Sie mit dem kraftvollen Einatmen das Becken und legen es mit dem Ausatmen wieder auf dem Boden ab.

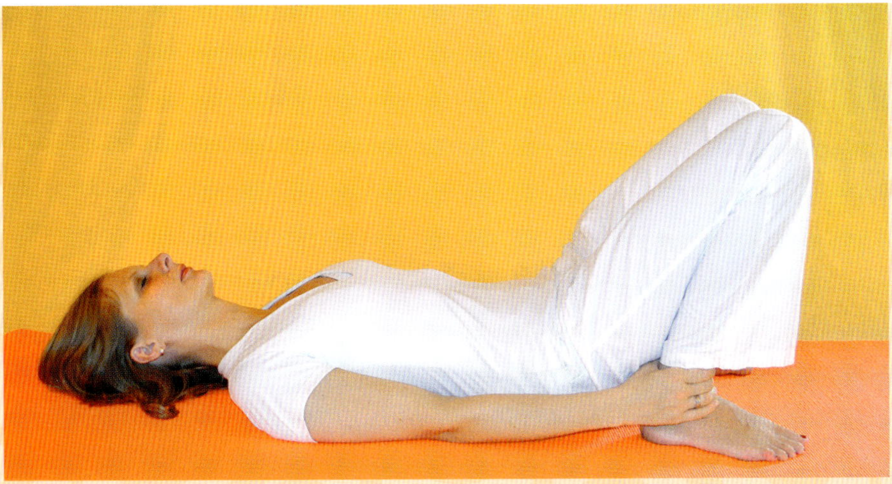

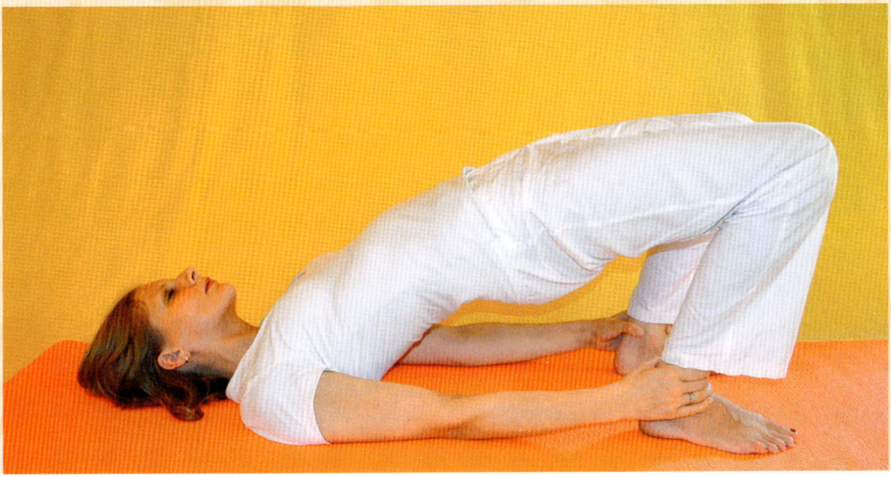

3. Venuszange

Diese Übung stimuliert die Eierstöcke, reguliert den Menstruationszyklus und eliminiert Verdauungsgase.

- Setzen Sie sich aufrecht hin. Strecken Sie das linke Bein lang aus und legen Sie den rechten Fuß entweder auf den linken Oberschenkel oder bringen Sie die rechte Fußsohle an die linke Oberschenkelinnenseite.
- Verschränken Sie die Hände hinter dem Rücken. Diese Handposition heißt Venusschloss.
- Neigen Sie den Oberkörper nach vorn und bringen Sie die Stirn Richtung Knie. Heben Sie gleichzeitig die gestreckten Arme hoch, wobei Sie die Schulterblätter zusammenziehen.
- Halten Sie diese Position zwei Minuten lang.
- Wechseln Sie anschließend die Seiten.

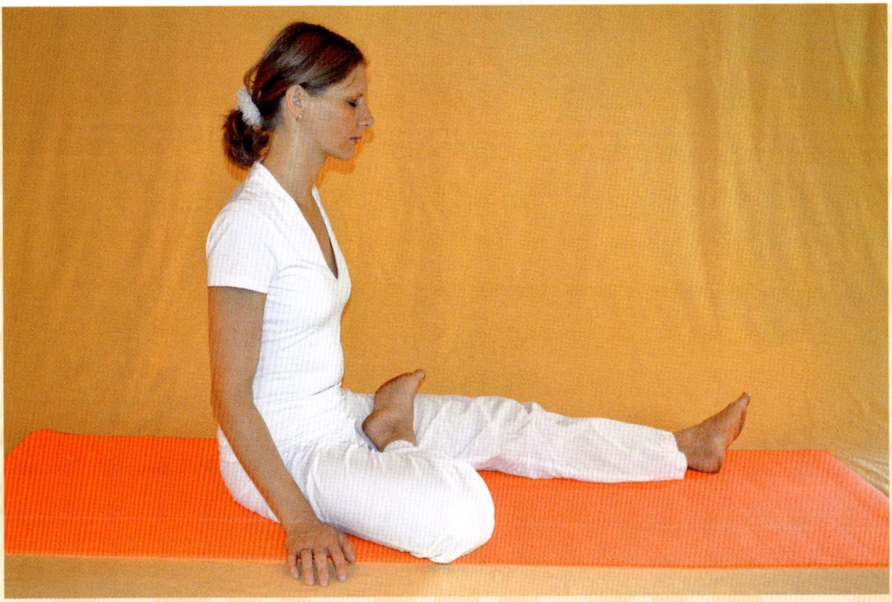

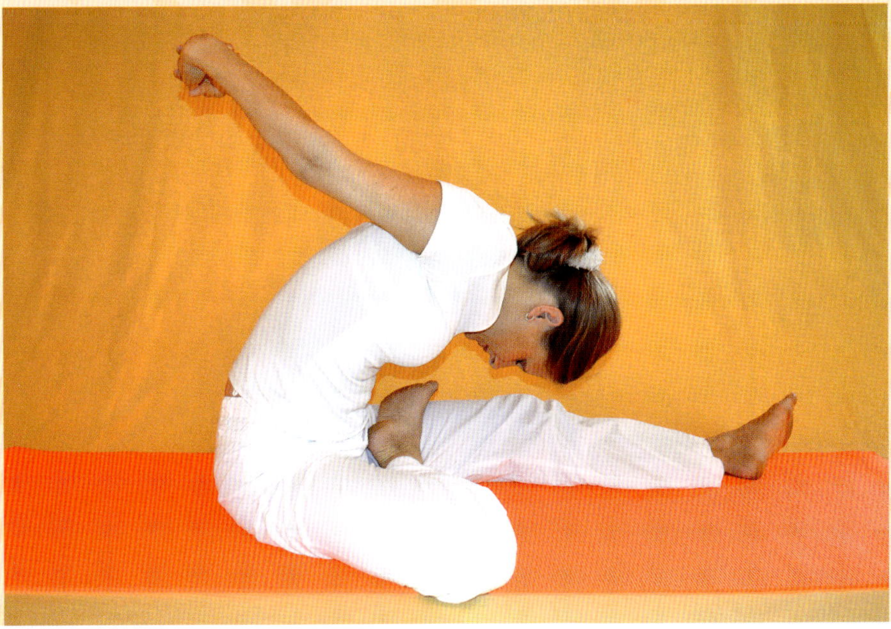

4. Wunderbogen und stehende Vorbeuge

Diese beiden zusammengehörenden Positionen gleichen den Zyklus aus und helfen beim prämenstruellen Syndrom, das durch körperliches Unbehagen, ein Gefühl der Unsicherheit und überemotionales Verhalten vor Eintritt der Regelblutung gekennzeichnet ist. Die Übungen sind auch bei Wechseljahresbeschwerden empfehlenswert. Durch ihre starke Wirkung auf das zweite Chakra regen sie die Fruchtbarkeit an.

- Stellen Sie sich aufrecht hin. Die Zehen zeigen leicht nach außen, die Fersen stehen dicht beieinander.
- Heben Sie die Arme gestreckt über den Kopf, die Handflächen zeigen dabei nach vorn. Verhaken Sie die Daumen ineinander und bringen Sie die Oberarme dicht an die Ohren.
- Beugen Sie sich leicht nach hinten, spannen Sie dabei den Bauch und den Beckenboden fest an und halten Sie die Position mit langen tiefen Atemzügen für zwei Minuten.
- Nun beugen Sie sich ganz langsam nach vorn. Wenn möglich, bringen Sie die Hände zum Boden, wobei die Beine gestreckt bleiben.
- Lassen Sie den Kopf entspannt hängen und atmen Sie tief ein.
- Halten Sie den Atem an und drücken Sie den Bauchnabel vor und zurück, so oft es geht.
- Atmen Sie aus und wieder ein. Halten Sie den Atem an und wiederholen Sie die Pumpbewegung mit dem Nabel.
- Üben Sie dies zwei Minuten lang.

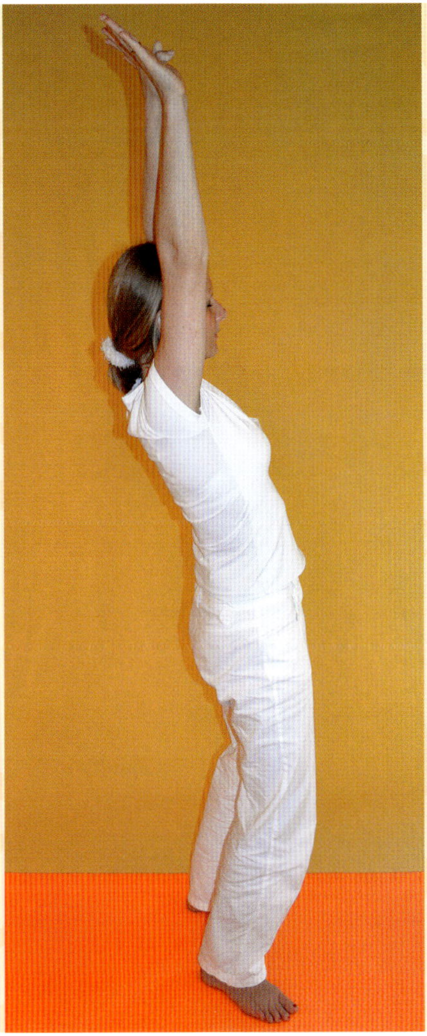

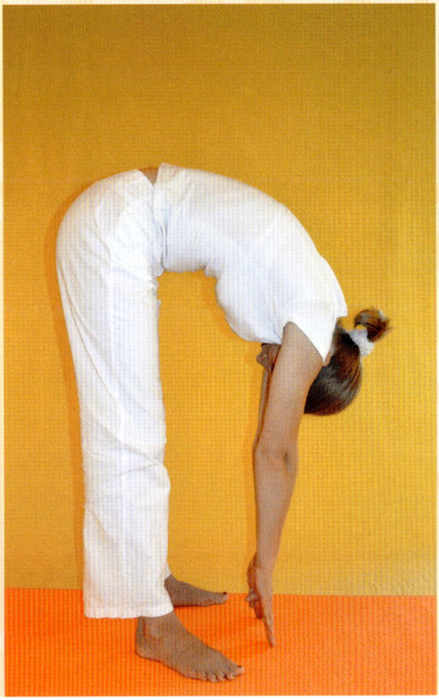

5. Schmetterlinge und Schwäne

Diese Stellung dehnt die Hüften und den unteren Rücken und wirkt kräftigend und harmonisierend auf Eierstöcke und Unterleib. Sie wird auch bei Menstruationskrämpfen empfohlen sowie als Vorbereitung auf die Geburt.

- Setzen Sie sich auf den Boden. Legen Sie die Fußsohlen aneinander und ziehen Sie die Fersen so nah wie möglich an den Körper heran.
- Halten Sie dabei die Wirbelsäule möglichst aufrecht.
- Umfassen Sie die Zehen und bewegen Sie die Knie eine Minute lang sacht auf und ab, um die Hüften zu entspannen.
- Beugen Sie nun den Oberkörper beim Ausatmen in einer wellenförmigen Bewegung nach unten, vorn und wieder hoch. Der Kopf taucht dabei wie ein Schwanenhals erst hinab und dann wieder hoch.
- Wenn Sie wieder aufrecht sitzen, atmen Sie erneut ein, um mit dem Ausatmen ein weiteres Mal »abzutauchen«.
- Wiederholen Sie die Sequenz eine Minute lang.
- Dann bleiben Sie unten, schieben die Füße ein wenig weiter vom Körper weg und halten die Stellung ein paar Atemzüge lang.
- Schicken Sie den Atem heilend und entspannend in die Hüften, das Becken und die Fortpflanzungsorgane.
- Lassen Sie mit dem Ausatmen alle Spannung in diesem Bereich los.

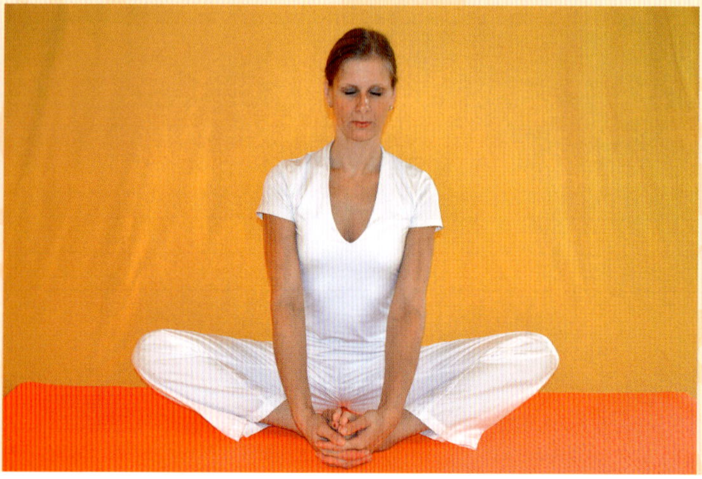

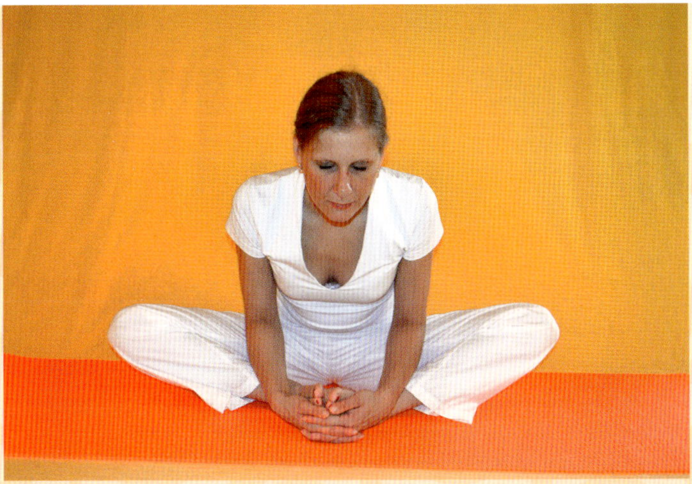

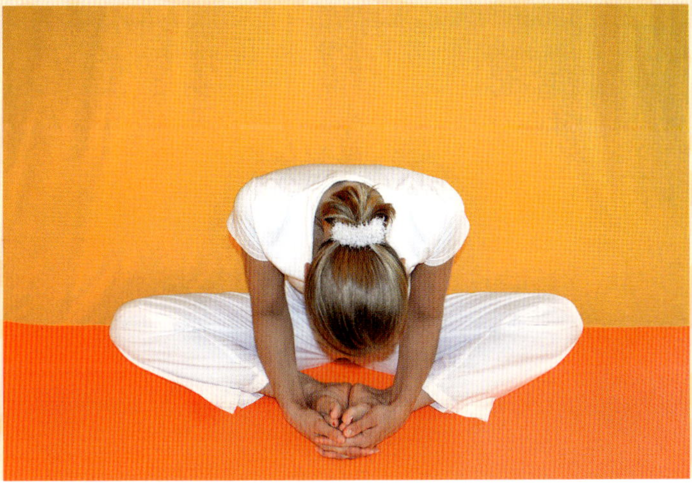

6. Pflug

Der Pflug, eine klassische Yogaposition, wirkt anregend auf die Schilddrüse und entlastend auf die Bauch- und Fortpflanzungsorgane. Bei Umkehrpositionen wird die Wirkung der Schwerkraft umgedreht, dadurch entspannen sich die inneren Organe der Bauchhöhle. Bei starkem Übergewicht kann die Übung unangenehm sein, weil ein starker Druck auf das Zwerchfell ausgeübt wird. Während der Menstruation sollten Umkehrpositionen wie der Pflug vermieden werden, weil die Blutung eventuell gestaut oder verstärkt werden kann.

- Legen Sie sich auf den Rücken, die Arme ruhen neben dem Körper.
- Winkeln Sie die Beine an und stellen Sie die Füße auf.
- Spannen Sie Beckenboden und Bauch fest an und heben Sie Beine und Gesäß vom Boden, wobei Sie sich mit den Händen unterstützen können.
- Indem Sie den unteren Rücken mit den Händen abstützen, bewegen Sie die Beine über den Kopf hinweg. Rollen Sie sich dabei auf den oberen Rücken und die Schultern, das Kinn dicht zur Brust.
- Legen Sie die Füße hinter dem Kopf auf dem Boden ab. Halten Sie, wenn möglich, die Beine gestreckt. Sollte das zu schwierig sein, platzieren Sie ein Kissen oder eine gerollte Decke hinter dem Kopf, um die Füße etwas erhöht abzulegen, oder stützen Sie die Füße gegen eine hinter Ihnen positionierte Wand.

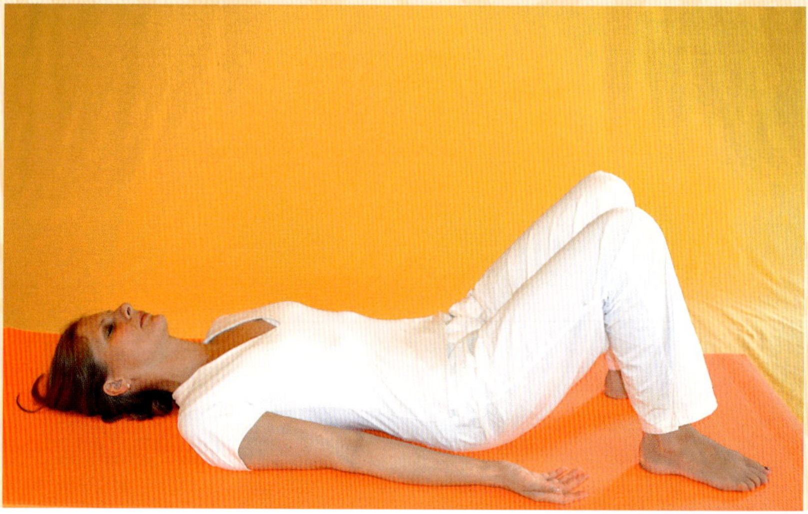

- Wenn Sie sich in der Stellung sicher fühlen, legen Sie die Arme mit den Handflächen nach unten neben den Körper.
- Entspannen Sie sich und atmen Sie zwei Minuten lang tief ein und aus.
- Stützen Sie dann wieder den Rücken ab, beugen Sie die Beine und rollen Sie langsam Wirbel für Wirbel zurück.
- Ruhen Sie eine Minute mit ausgestreckten Beinen.

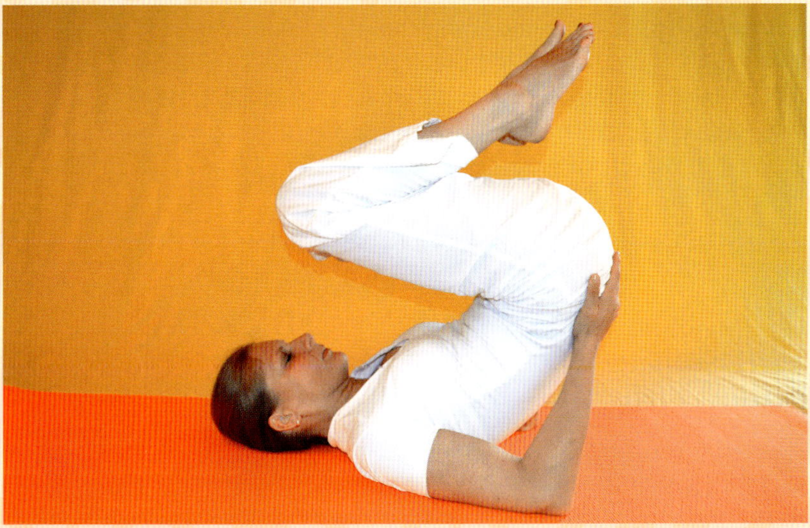

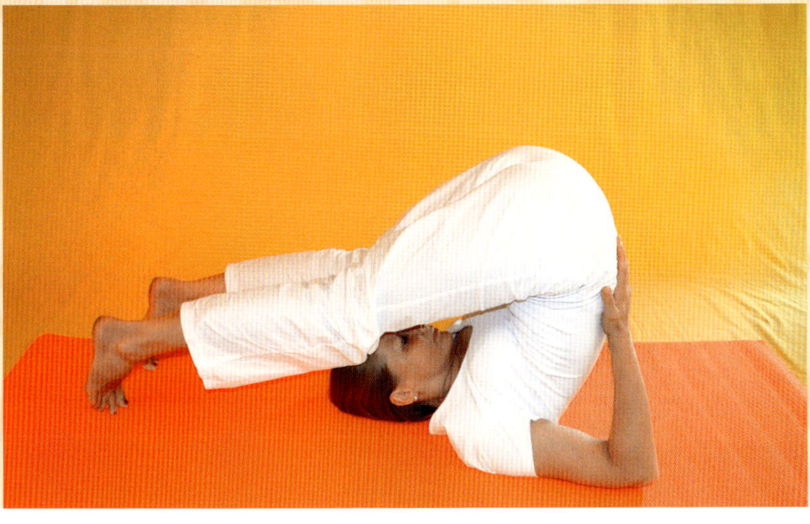

7. Bogen

Der Bogen reguliert das weibliche Hormonsystem und stabilisiert das emotionale Gleichgewicht. Außerdem intensiviert er die Durchblutung der Becken- und Bauchorgane.

- Legen Sie sich mit leicht geöffneten Beinen auf den Bauch, die Arme liegen neben dem Körper, die Stirn ruht auf dem Boden.
- Beugen Sie die Knie zum Po und ergreifen Sie die Fußgelenke.
- Atmen Sie tief ein und ziehen Sie den Körper nach oben. Heben Sie dabei Brust und Oberschenkel vom Boden ab, die Arme sind gestreckt.
- Atmen Sie ruhig und gleichmäßig.
- Halten Sie die Position für ein bis zwei Minuten oder so lange Sie können.

In der dynamischen Variante ziehen Sie den Körper mit dem Ausatmen wie beschrieben hoch und senken ihn mit dem Einatmen wieder ab.

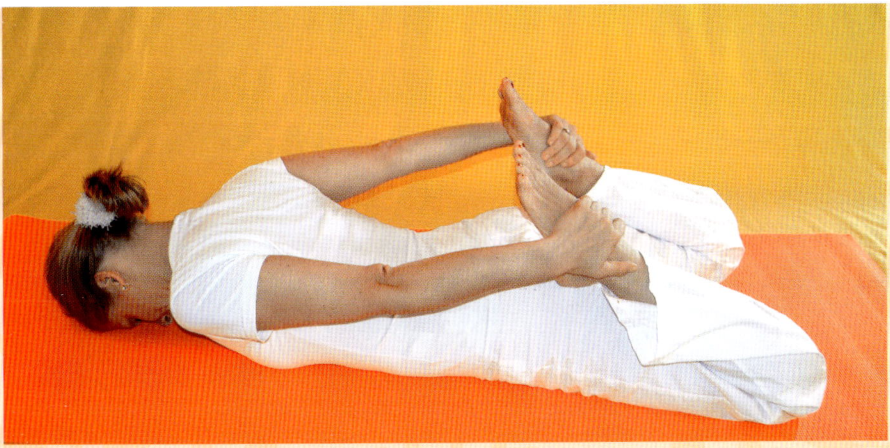

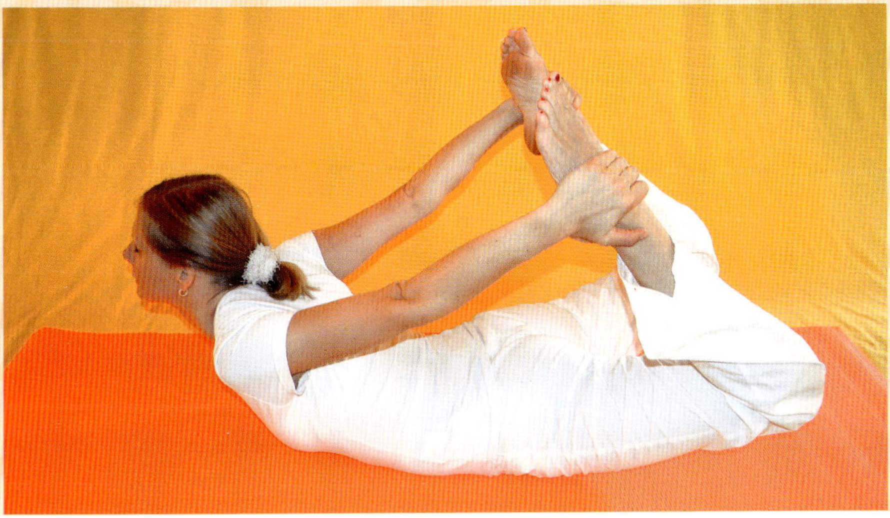

8. Fisch

Der Fisch belebt und verjüngt die Fortpflanzungsorgane und stimuliert das endokrine Drüsensystem. Er öffnet die Hüften und das Becken.

- Setzen Sie sich zwischen oder auf die Fersen.
- Stützen Sie sich hinten ab und lehnen Sie sich zurück.
- Beugen Sie die Arme und verlagern Sie Ihr Gewicht auf die Ellbogen.
- Falls möglich, lassen Sie sich langsam noch weiter nach unten und hinten sinken, bis Sie auf dem Boden liegen.
- Entspannen Sie die Schultern, strecken Sie die Arme mit den Handflächen nach oben aus und lassen Sie den Atem in Brust und Hüften strömen.
- Bleiben Sie ein bis zwei Minuten in dieser Position, bevor Sie Bauch- und Beckenbodenmuskeln anspannen und sich erst wieder auf die Ellbogen stützen und dann zum Sitzen aufrichten.
- Strecken Sie die Beine aus und lassen Sie sich für ein paar Atemzüge sanft nach vorn sinken. Entspannen Sie dabei den Hals.

Falls diese Position einen zu starken Druck auf Oberschenkel, Knie und unteren Rücken ausübt, beginnen Sie mit der leichten Variante: Setzen Sie sich in den Schneidersitz und lehnen Sie sich langsam abgestützt nach hinten, bis Sie auf dem Boden liegen.

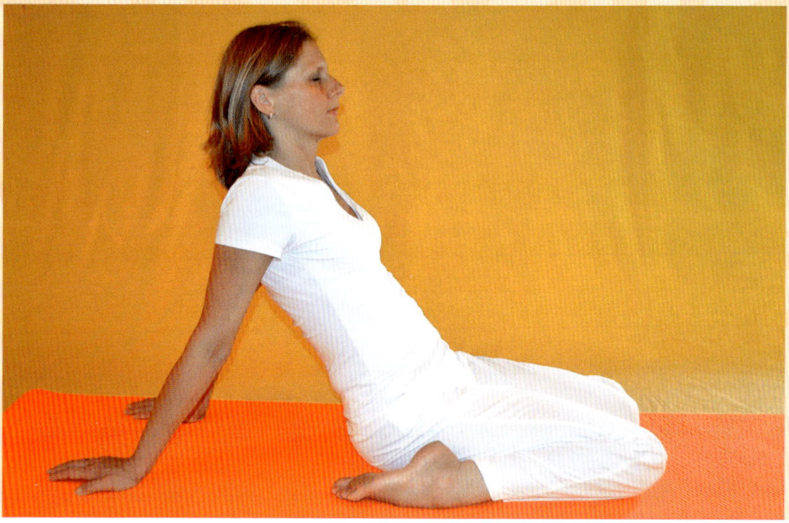

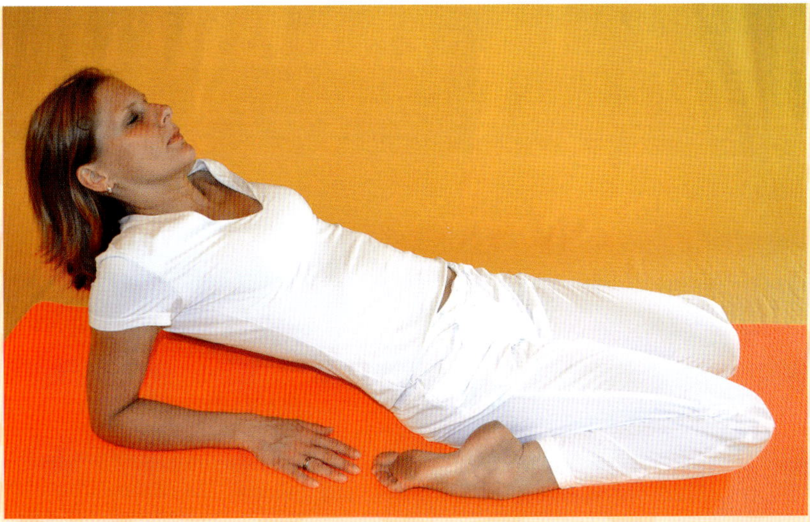

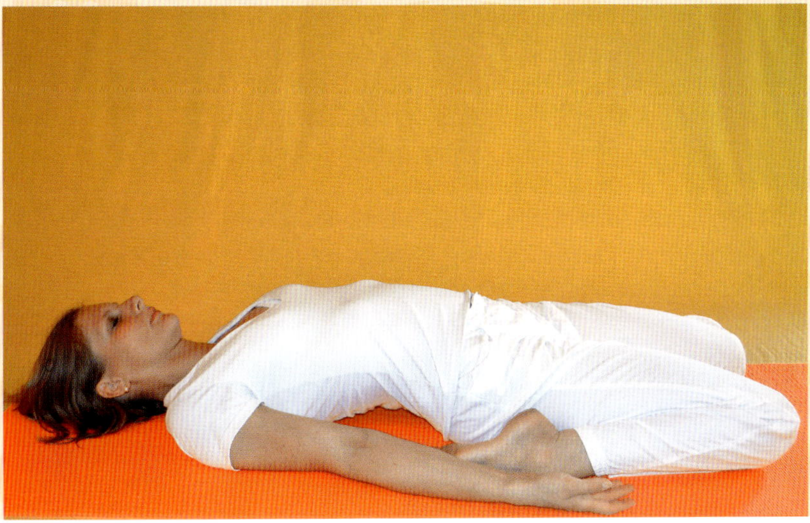

9. Rad

Das Rad ist eine fortgeschrittene und herausfordernde Position. Sie sollten Sie erst dann in Ihr Repertoire aufnehmen, wenn Sie sich in Positionen wie dem Beckenheber sicher fühlen und auf die Kraft Ihrer Armmuskulatur vertrauen. Bei Bluthochdruck sollten Sie auf die Übung verzichten. Die Position erhöht die Beweglichkeit der Wirbelsäule und stärkt die Muskulatur in Bauch, Beinen und Armen. Da der Kopf sich rückwärts nach unten hängend befindet, lenkt das Rad viel Energie zum Gehirn und regt Hypophyse und Hypothalamus an, die das Drüsensystem maßgeblich regulieren. Als Umkehrposition wird »alles auf den Kopf gestellt« und Sie sehen auch Ihre Situation aus einem veränderten Blickwinkel.

- Legen Sie sich auf den Rücken, die Füße sind aufgestellt.
- Mit dem Ausatmen drücken Sie sich hoch in den Beckenheber und bringen die Hände hinter den Schultern auf den Boden, wobei die Finger zu den Schultern zeigen.
- Drücken Sie sich weiter nach oben und lösen Sie die Schultern vom Boden, bis der Kopf nur noch am Scheitelpunkt den Boden berührt.
- Nun lösen Sie den Kopf vom Boden, indem Sie die Arme strecken und Hüfte und Bauch zur Decke heben.
- Die Füße sind leicht nach außen und die Hände etwas nach innen gedreht.
- Bleiben Sie einige Atemzüge in dieser Position, bevor Sie langsam und vorsichtig zuerst Kopf und Oberkörper, dann den ganzen Körper ablegen.
- Strecken Sie die Beine aus und ruhen Sie sich einen Moment lang aus.
- Spüren Sie dem Fluss der Energie nach.

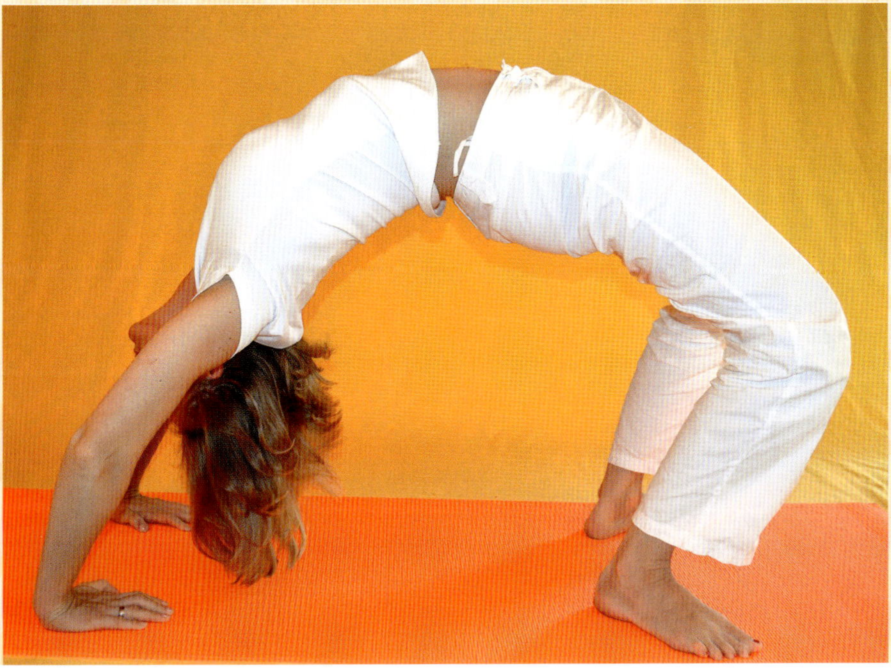

Yogaübungen für den Mann

Wie bereits erwähnt, ist rund die Hälfte aller unerfüllten Kinderwünsche den Männern zuzuschreiben. Mit diesem speziellen Programm wird die männliche Fruchtbarkeit gefördert. Es verbessert bei regelmäßigem Üben Spermienqualität und -quantität sowie die sexuelle Potenz.

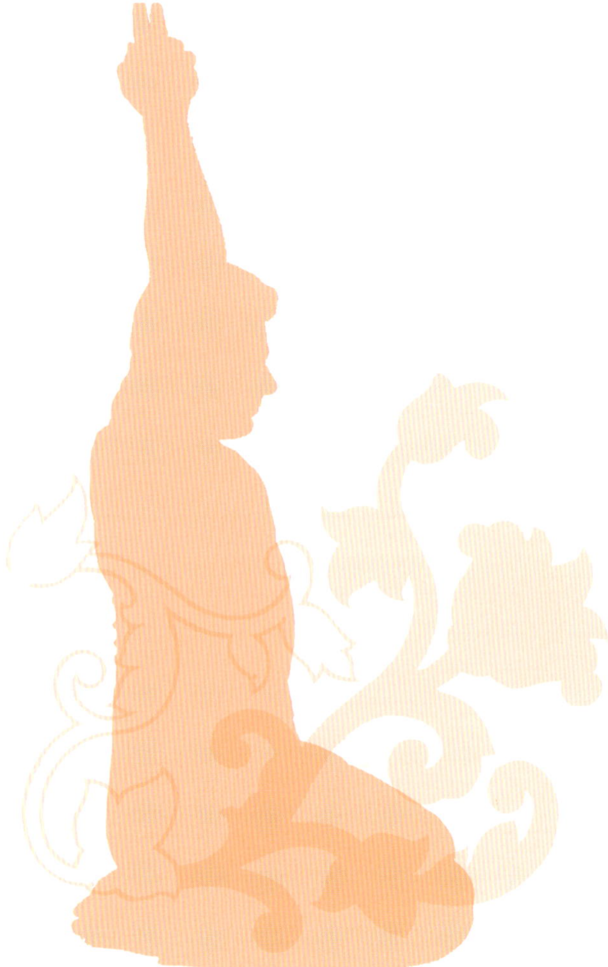

1. Bogenschütze

Der Bogenschütze stärkt die männliche Potenz und das Nervensystem. Er verhilft zu einem ruhigen, zentrierten Geist, der den alltäglichen Anforderungen gewachsen ist.

- Stellen Sie sich mit weit gegrätschten und gestreckten Beinen hin, die Füße sind parallel zueinander.
- Drehen Sie den rechten Fuß nun nach außen, bis er rechtwinklig zum linken steht. Der Kopf folgt der Bewegung.
- Beugen Sie das rechte Knie so, dass es lotrecht über den rechten Zehen steht.
- Heben Sie den rechten Arm gestreckt in Schulterhöhe an und ballen Sie die Finger zur Faust, wobei der Daumen nach oben steht.
- Greifen Sie mit der linken Hand zum rechten Handgelenk und ziehen Sie die imaginäre Bogensehne zurück.
- Positionieren Sie die linke Faust auf Höhe der linken Achselhöhle, so als würden Sie den Bogen gespannt halten.
- Beide Arme sind nun in einer Linie.
- Schauen Sie auf den rechten Daumennagel und gleichzeitig auf einen imaginären Punkt in der Ferne.
- Atmen Sie ruhig und langsam. Bleiben Sie zwei Minuten in dieser Position.
- Zum Schluss atmen Sie tief ein, halten den Atem an und fixieren Ihr Ziel. Schießen Sie den Pfeil ab und entspannen Sie.
- Wechseln Sie die Seite.

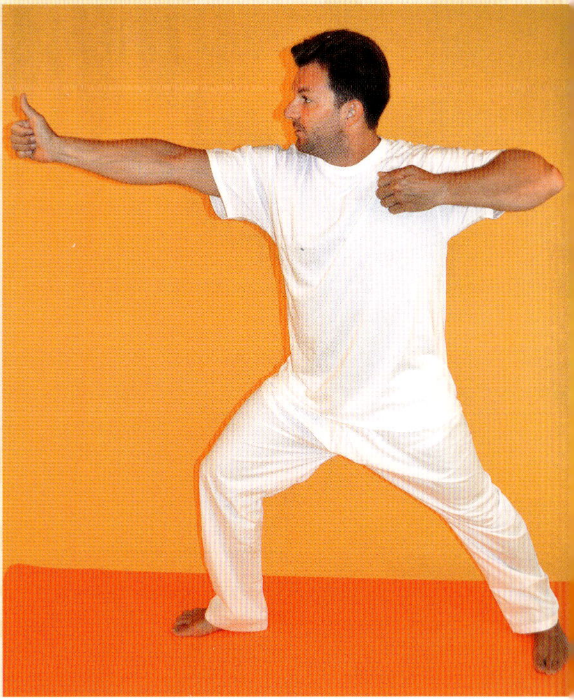

2. Frösche

Im alten Indien mussten heranwachsende Jungen regelmäßig Frösche praktizieren. Erst wer 100 Frösche am Stück machen konnte, galt als heiratsfähig. Diese Übung stärkt erstes und zweites Chakra, trainiert die Oberschenkelmuskulatur und dehnt die Rückseite der Beine. Außerdem regt sie den Kreislauf an und verbessert die Spermienproduktion.

- Hocken Sie sich auf die Fußballen, die Fersen berühren einander und die Knie sind weit geöffnet.
- Setzen Sie die Fingerspitzen zwischen den Beinen auf den Boden und halten Sie den Oberkörper aufrecht.
- Die Augen sind geöffnet.
- Atmen Sie dynamisch ein, heben Sie dabei den Po an und strecken Sie die Beine. Die Hände oder die Fingerspitzen bleiben möglichst auf dem Boden.
- Beim Ausatmen kommen Sie wieder in die Ausgangsposition zurück.
- Üben Sie zwei Minuten lang mit dynamischem Atem.
- Strecken Sie dann noch einmal die Beine, lösen Sie die Hände vom Boden und richten Sie sich langsam, Wirbel für Wirbel, zum Stehen auf.

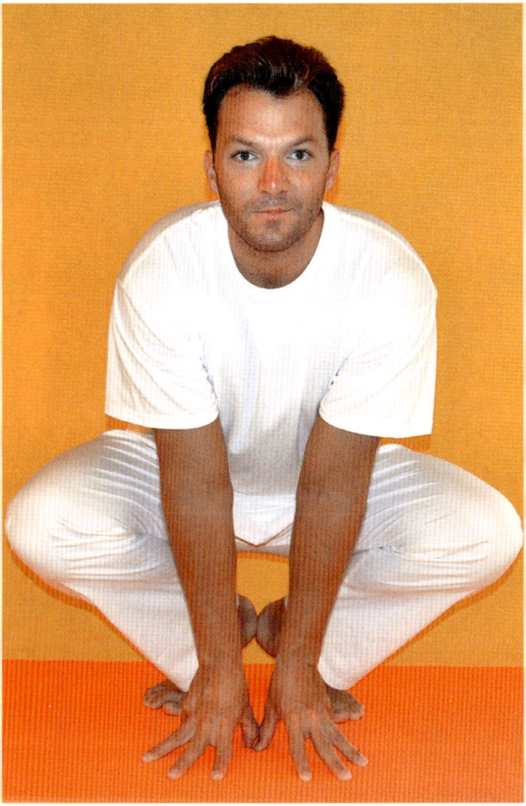

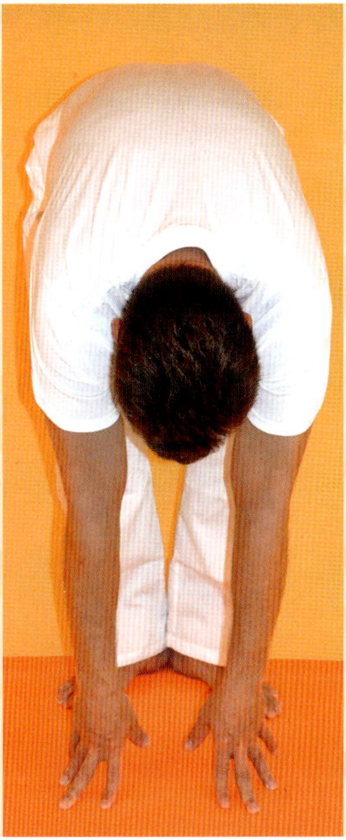

3. Stuhl

Die Stuhlposition wirkt kräftigend auf das erste, zweite und dritte Chakra. Sie stärkt die Oberschenkelmuskulatur und öffnet die Hüften. In Unterleib, Becken und Fortpflanzungsorganen wird die Blutzirkulation verbessert und der Energiefluss angeregt.

- Stellen Sie sich mit etwa 60 Zentimeter weit geöffneten Füßen hin. Die Füße sind dabei leicht nach außen gedreht.
- Atmen Sie tief ein und beugen Sie die Knie, wobei das Gewicht eher auf den Fersen als auf dem Vorderfuß ruht. Senken Sie das Gesäß bis auf Kniehöhe.
- Greifen Sie gleichzeitig zwischen den Beinen durch und umfassen Sie die Fersen. Kopf, Wirbelsäule und Gesäß sind dabei in einer Linie parallel zum Boden.
- Halten Sie die Position mit langen tiefen Atemzügen für eine Minute.
- Lösen Sie dann die Hände, bringen Sie sie vor sich auf den Boden und strecken Sie die Beine.
- Bleiben Sie für ein paar Atemzüge in dieser Position und richten Sie sich dann mit dem Ausatmen wiederum langsam zum Stehen auf.

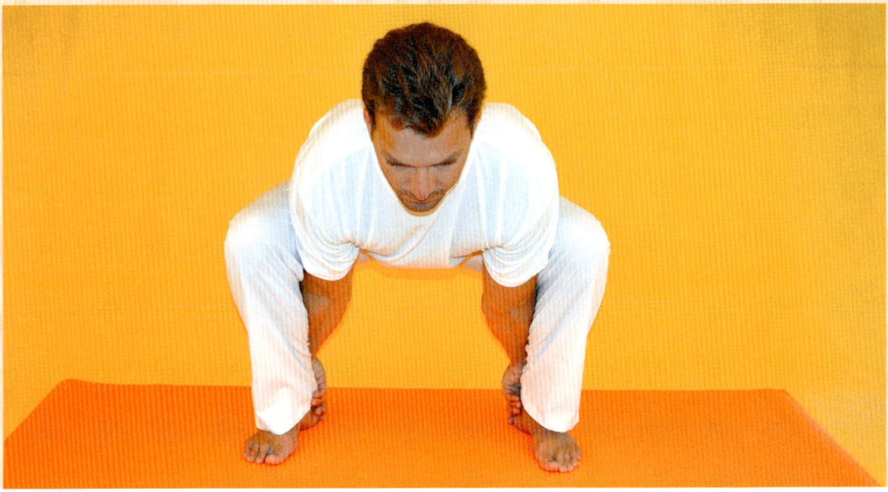

4. Sat Kriya

Diese Übung energetisiert alle Chakras und bringt die Energie von der Wurzel der Wirbelsäule nach oben in die höheren Bewusstseinszentren. Die tiefe Muskulatur von Bauch und Beckenboden wird gekräftigt und die Wirbelsäule aufgerichtet. Die männlichen Fortpflanzungsorgane werden gestärkt und Impotenz wird dadurch vorgebeugt. Diese sehr wirksame Übung sollten Sie am besten täglich praktizieren!

- Setzen Sie sich in den Fersensitz oder in den Schneidersitz (einfache Haltung). Wenn nötig, können Sie ein Sitzkissen benutzen.
- Strecken Sie die Arme über den Kopf und verschränken Sie die Finger, wobei die Zeigefinger gestreckt aneinander liegen und die Daumen überkreuz sind.
- Die Oberarme liegen möglichst an den Ohren. Entspannen Sie die Schultern.
- Schließen Sie die Augen und konzentrieren Sie sich auf den Punkt zwischen den Augenbrauen.
- Sprechen Sie nun laut »SSSAT« und ziehen Sie dabei den Bauch schnell und energisch ein sowie den Damm und die Hoden nach innen in den Körper.
- Sagen Sie »NAAAM« und entspannen Sie die Muskeln.

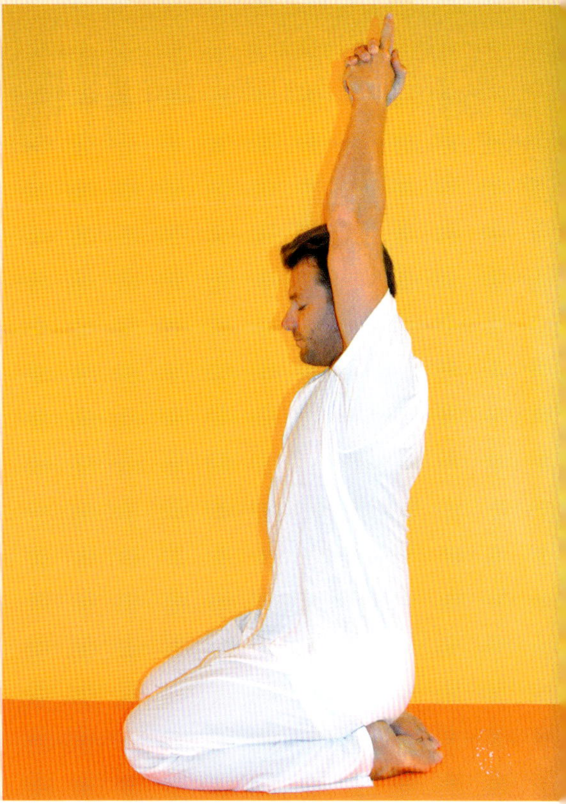

- Wiederholen Sie das Mantra in einem gleichbleibenden mäßigen Tempo und bewegen Sie dabei den Bauch vor und zurück. Spannen Sie jeweils auch den Beckenboden an und entspannen Sie ihn wieder.
- Üben Sie drei Minuten lang. Dann atmen Sie ein letztes Mal ein, halten den Atem an und spannen alle inneren Muskeln fest an. Stellen Sie sich dabei vor, dass Sie alle Energie in der Wirbelsäule konzentrieren und nach oben ziehen.
- Atmen Sie aus und lassen Sie die Arme sinken.
- Spüren Sie für einige Atemzüge nach.

Yogaübungen für das Paar

Folgende Übungen sollten gemeinsam geübt werden. Sie stärken so Ihre Verbindung als Paar und als künftige Eltern und regen Kreativität, Sinnlichkeit und Fortpflanzungsfähigkeit an.

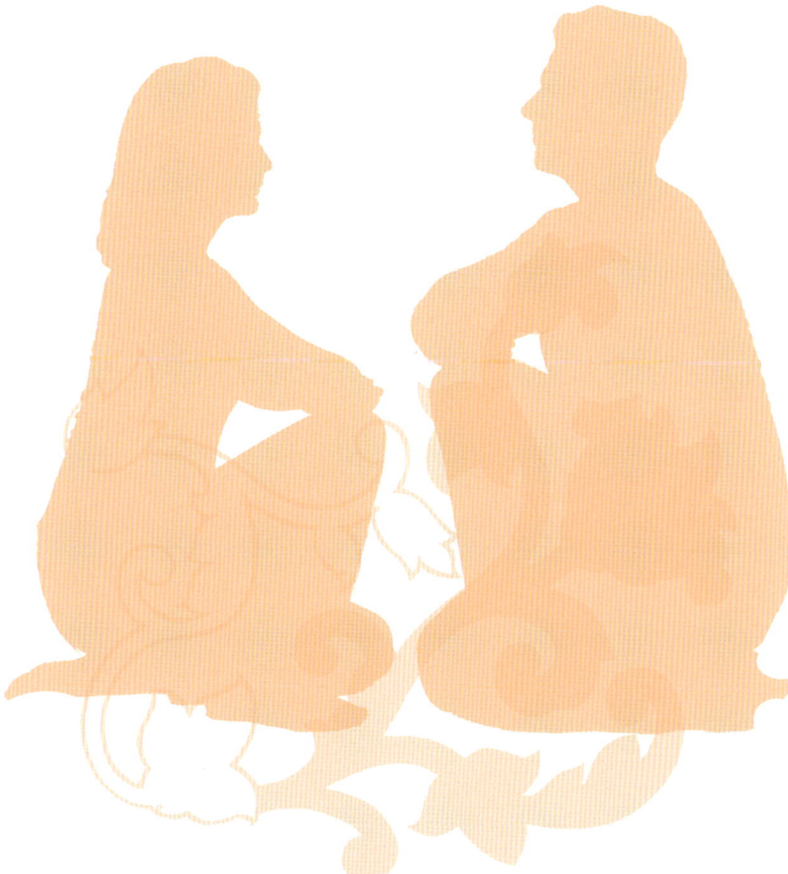

1. »Ich bin du«

Diese Übung stimuliert die Sexualdrüsen und reguliert das hormonelle Zusammenspiel von Bauchspeicheldrüse, Nebennieren und Nieren. Sie reinigt das Blut und regt den Energiefluss im Körper durch die Hauptenergiebahnen entlang der Wirbelsäule an. Dadurch beugt sie Herzproblemen vor und gilt als Übung für ein langes Leben.

- Nehmen Sie einander gegenüber auf dem Boden Platz.
- Setzen Sie sich mit aufrechtem Rücken so auf die linke Ferse, dass diese auf den Damm drückt.
- Das rechte Bein ist aufgestellt, das Knie eng vor der Brust.
- Winkeln Sie die Arme an und legen Sie die linke Hand auf das Knie, die rechte Hand über die linke, die Daumen berühren einander. Halten Sie die Arme dabei parallel zum Boden.
- Schließen Sie die Augen und schauen Sie nach innen.
- Atmen Sie in vier gleich langen schnüffelnden Atemzügen ein. Denken Sie dabei »Ong Ong Ong Ong«.
- Atmen Sie in vier schnaubenden Atemzügen aus und denken dabei »Sohung Sohung Sohung Sohung«. Das Mantra »Ong Sohung« bedeutet »Ich bin du« oder auch »Wir sind eins«.
- Machen Sie diese Übung fünf Minuten lang.

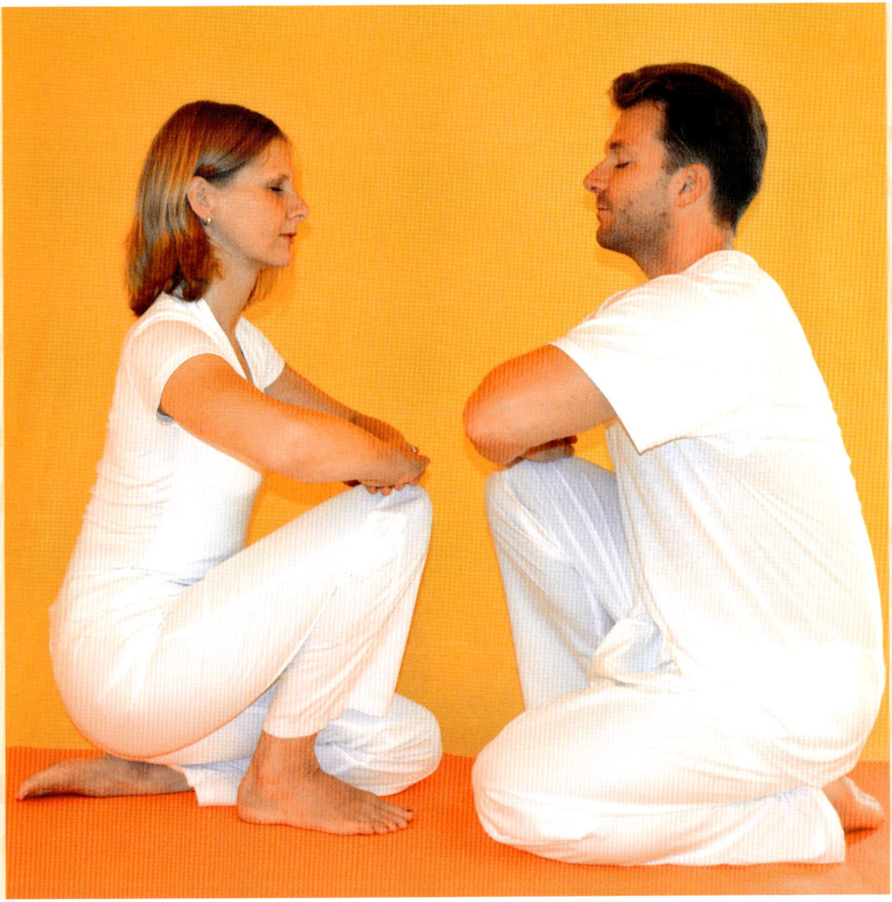

2. Krähe

Diese Übung öffnet das Becken und dehnt die Oberschenkel. Energetisch wirkt die Krähe auf das erste und zweite Chakra, die Zentren von Erdverbundenheit, Sexualität und Lebensfreude. Außerdem stärkt die Übung die Verbundenheit untereinander und das gegenseitige Vertrauen.

- Sie stehen einander mit hüftbreit geöffneten Beinen gegenüber.
- Fassen Sie sich bei den Händen, wobei die Handflächen des Mannes nach oben und die der Frau nach unten zeigen.
- Sehen Sie Ihrem Partner fest und liebevoll in die Augen.
- Atmen Sie gemeinsam tief ein und beugen Sie mit dem Ausatmen die Knie. Die Fußsohlen bleiben dabei flach am Boden, das Gesäß kommt so tief wie möglich.
- Lehnen Sie sich nun langsam zurück, balancieren Sie sich aus. Finden Sie die gemeinsame Mitte. Einer hält den anderen und jeder zugleich sich selbst.

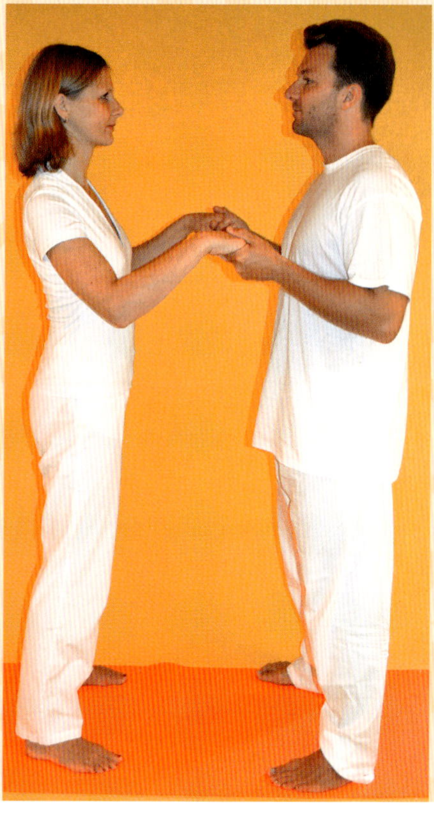

- Bleiben Sie in dieser Position, halten Sie Hand- und Augenkontakt und atmen Sie lang und tief.
- Nach zwei Minuten atmen Sie noch einmal tief ein, beugen die Arme wieder und richten sich mit dem Ausatmen zum Stehen auf.
- Lösen Sie die Hände und schütteln Sie Arme und Beine aus.

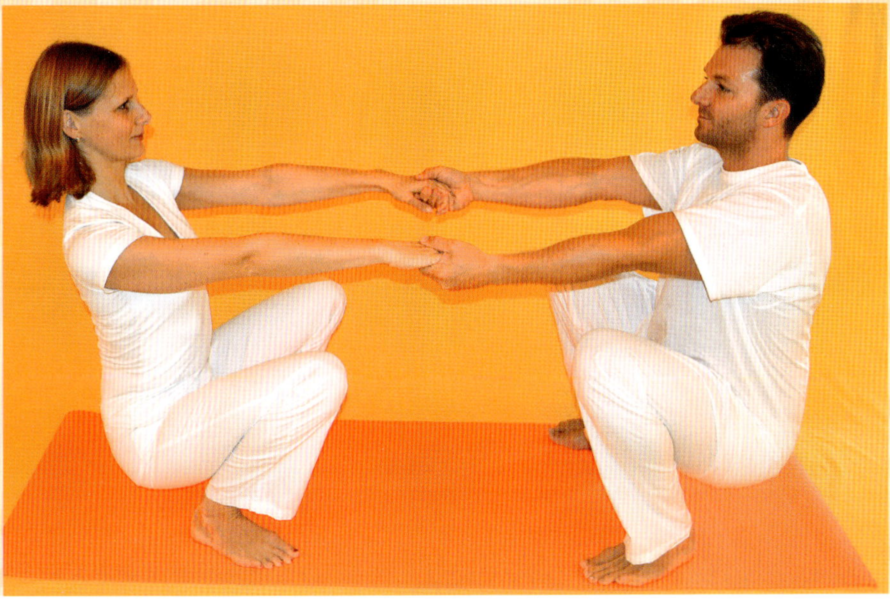

3. Zahnrad

Diese Übung regt Fruchtbarkeit und Lebensenergie an, indem sie die Wirbelsäule geschmeidig macht. Gleichzeitig fördert sie das Einfühlungsvermögen in den Partner, da die Bewegungen aufeinander abgestimmt sein müssen, damit die Übung für beide angenehm ist.

- Setzen Sie sich Rücken an Rücken auf den Boden.
- Nehmen Sie Kontakt auf zum Partner, spüren Sie seine Wärme und sein Gewicht, seine pure Präsenz.
- Atmen Sie ruhig und langsam und finden Sie einen gemeinsamen Atemrhythmus.
- Mit dem Ausatmen beugt sich die Frau nach vorn, während sich der Mann gleichzeitig nach hinten lehnt.
- Mit dem nächsten Einatmen beugt sich der Mann vor und die Frau lehnt sich entspannt an den Rücken des Partners.
- Stellen Sie sich dabei vor, dass Ihre Wirbel wie die Zähne eines Zahnrades ineinandergreifen.
- Fahren Sie drei Minuten mit der Bewegung fort.
- Dann richten Sie sich zur Mitte auf, atmen ein und aus und spüren Rücken an Rücken gelehnt nach.

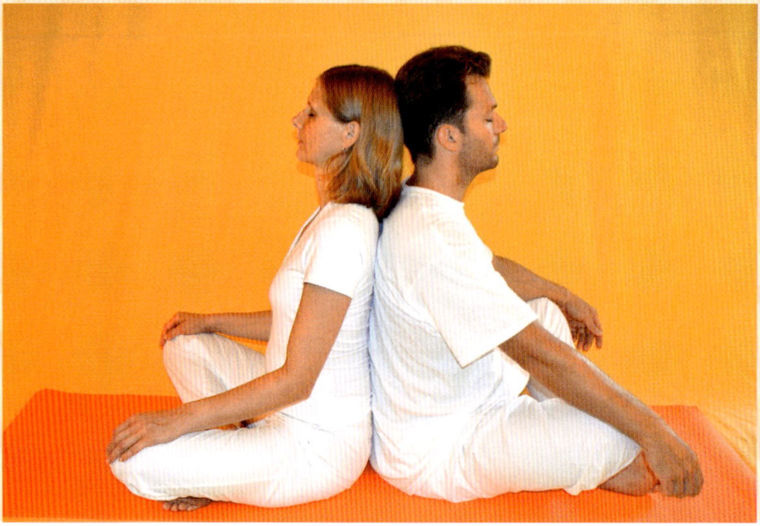

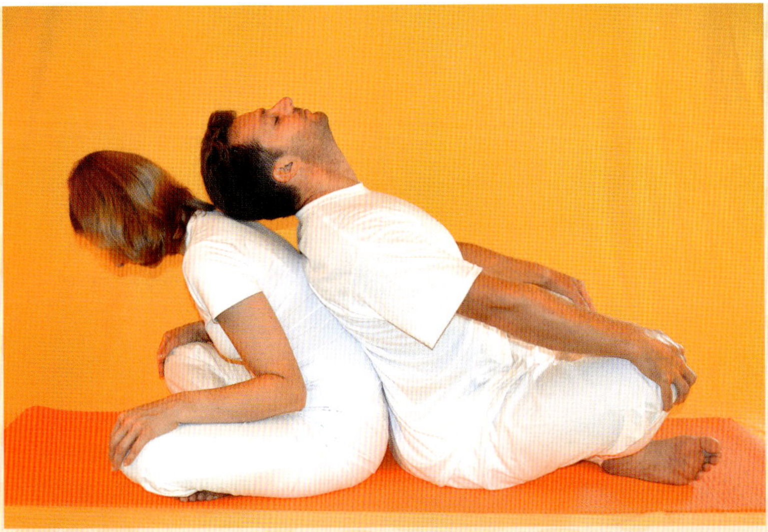

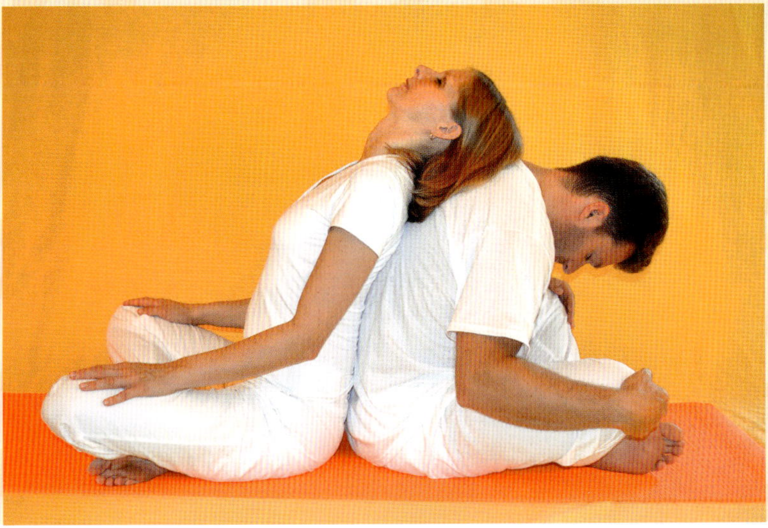

Übungsreihe für die Hormonbalance

Die Hypophyse gilt als Hauptsteuerungsorgan für das hormonelle Gleichgewicht. Yogisch ist sie mit dem dritten Auge verbunden – auch sechstes Chakra genannt –, dem Träger des sechsten Sinnes, das die Wahrnehmung aller fünf Sinne schärft. Eine harmonische Funktion des sechsten Chakras zeigt sich im Vertrauen auf die eigene Intuition und in einem ganzheitlichen Denken. Die Übungsreihe für die Hypophyse, regelmäßig ausgeführt, führt zu einem ruhigen und zentrierten Geist, der die Vorstellungskraft gezielt einsetzt, und zu einem Hormongleichgewicht im Körper, das die Basis für die Fruchtbarkeit bildet. Die Übungen stimulieren Schilddrüsen und Nebenschilddrüsen und fördern ein starkes Nervensystem.
Während Sie aus den vorhergehenden Fruchtbarkeitsübungen Ihre Lieblingspositionen auswählen konnten, ist es bei diesem Set wichtig, alle Übungen in der angegebenen Reihenfolge zu machen. Nur so kann sich die energetische Wirkung voll entfalten. Die Übungsreihe richtet sich sowohl an Frauen als auch an Männer – schön ist es, sie wiederum gemeinsam zu praktizieren.

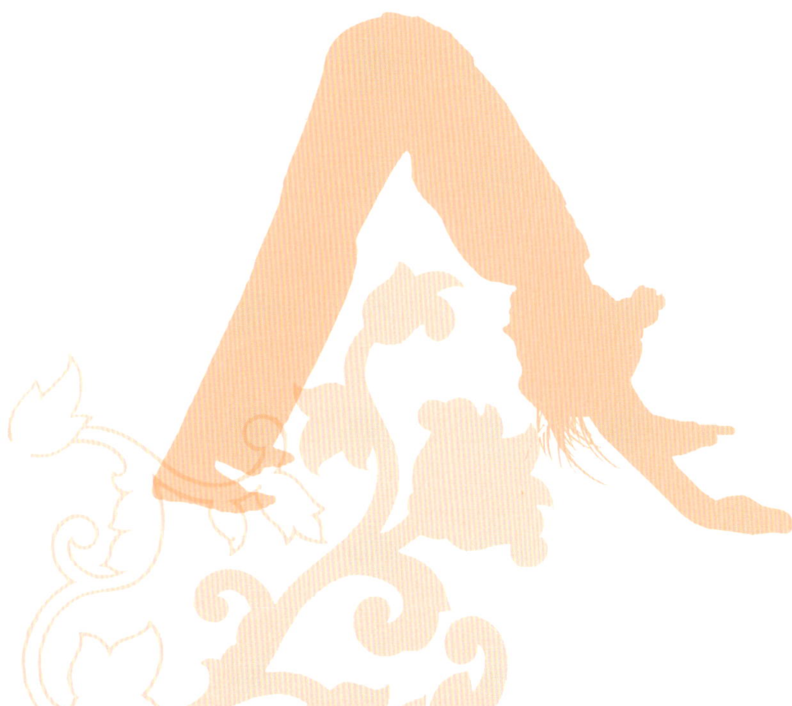

1. Ausfallschritt

- Beugen Sie das linke Knie und setzen Sie dabei den Fuß flach auf den Boden. Das rechte Bein strecken Sie nach hinten und stützen sich mit den Händen neben dem linken Fuß auf dem Boden ab.
- Halten Sie den Kopf möglichst hoch und etwas nach hinten geneigt.
- Atmen Sie eine Minute lang und tief.
- Danach machen Sie zwei Minuten Feueratem: Atmen Sie schnell und rhythmisch und ziehen Sie beim Ausatmen den Bauchnabel nach innen.

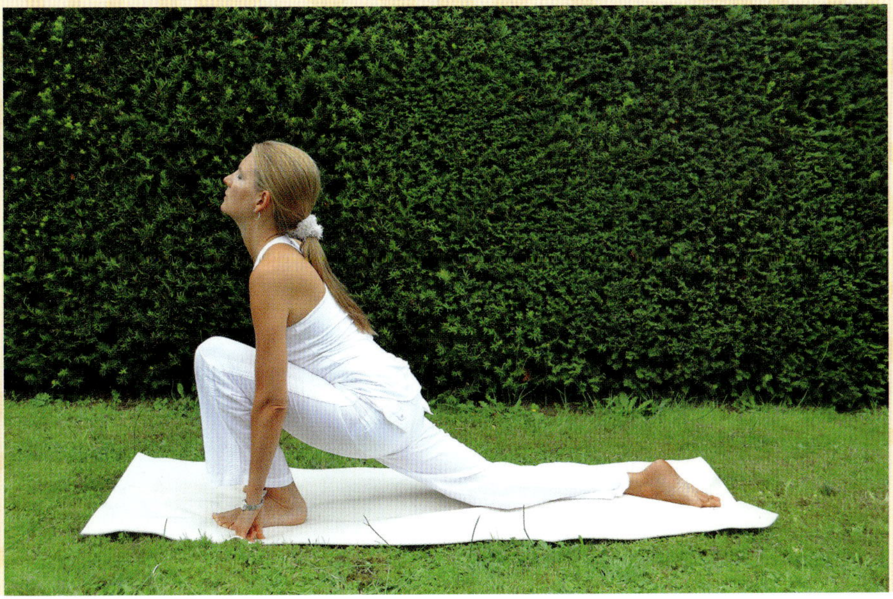

2. Übung für Hypophyse und Eierstöcke

- Aus der vorhergehenden Position senken Sie das linke Knie auf den Boden ab und neigen den Oberkörper so weit nach vorn, bis er auf dem Oberschenkel ruht.
- Legen Sie die Stirn auf den Boden und strecken Sie das rechte Bein weit nach hinten aus. Die Arme liegen mit nach oben gerichteten Handflächen neben dem Körper.
- Atmen Sie in dieser Haltung drei Minuten lang und tief.

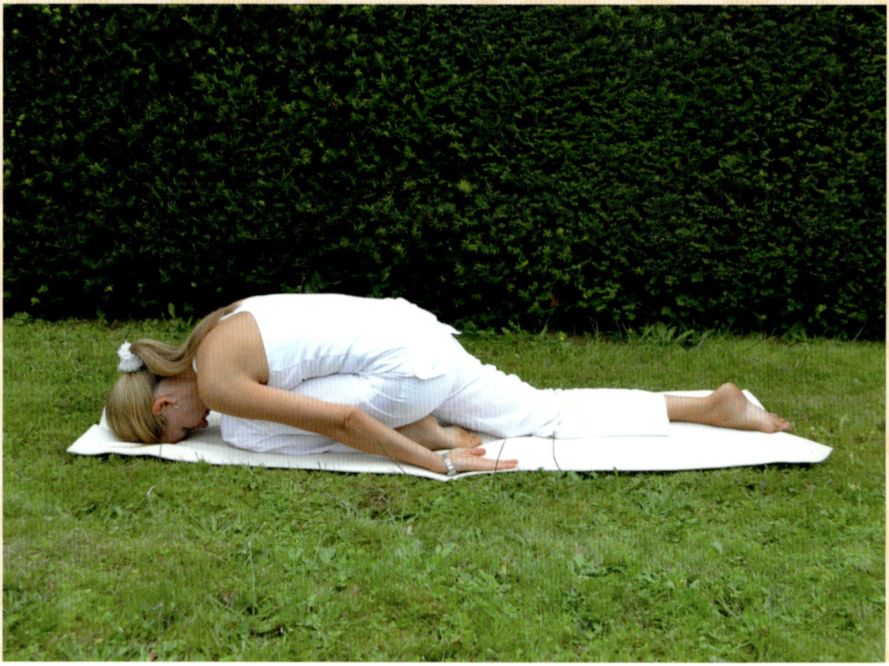

3./4. Wiederholung

- Wechseln Sie die Seite und wiederholen Sie Übung 1 und 2.

5. Vorbeuge

- Stellen Sie sich aufrecht hin, die Füße sind etwa 60 Zentimeter auseinander.
- Strecken Sie die Arme nach oben, die Handflächen zeigen zum Himmel.
- Beugen Sie sich nach vorn und berühren Sie mit den Handflächen oder Fingerspitzen den Boden.
- Bleiben Sie in dieser Position und atmen Sie drei Minuten lang und tief.

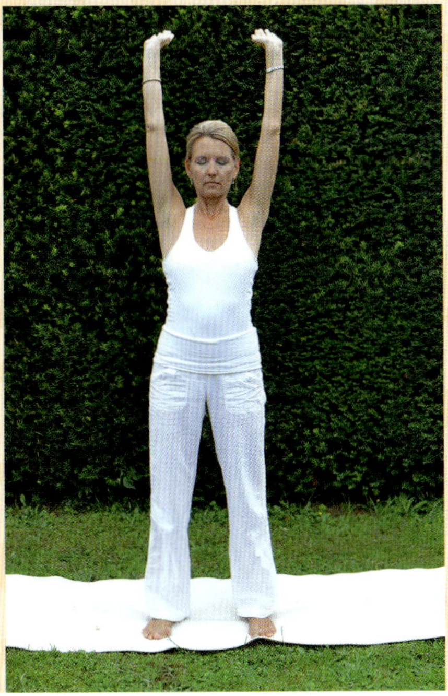

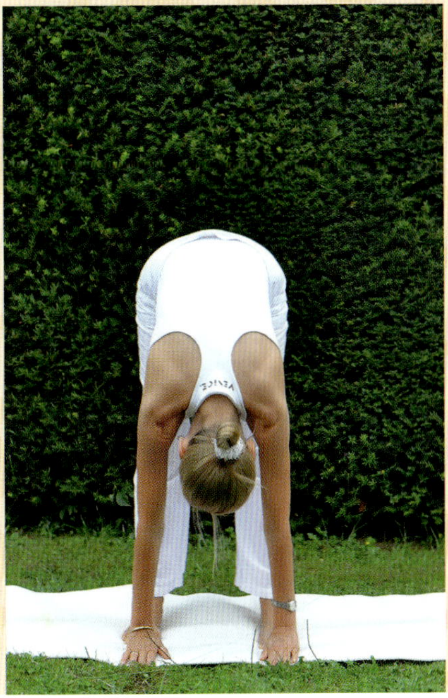

6. »Egovernichter«

- Richten Sie sich wieder zum Stehen auf und strecken Sie die Arme in einem 60°-Winkel über den Kopf, die Daumen zur Seite gestreckt und die Finger eingerollt.
- Halten Sie die Ellbogen durchgedrückt und atmen Sie drei Minuten lang und tief.

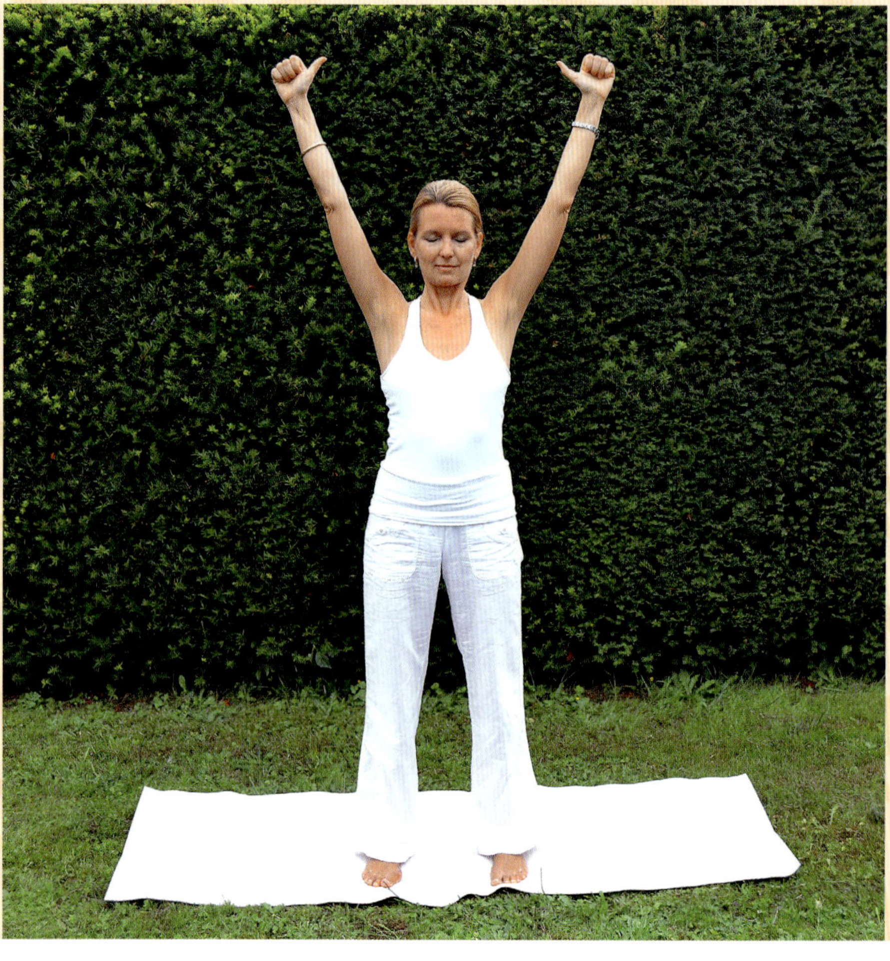

7. Dreieckshaltung

- Kommen Sie auf Hände und Knie in den Vierfüßlerstand.
- Heben Sie das Becken und strecken Sie Arme und Beine, bis der Körper ein Dreieck bildet. Kopf und Nacken sind entspannt.
- Strecken Sie den Rücken, indem Sie das Brustbein gen Boden ziehen.
- Versuchen Sie, die Fersen auf den Boden zu bringen. Wenn das nicht mit gestreckten Beinen geht, beugen Sie die Knie leicht.
- Bleiben Sie drei Minuten in dieser Haltung, das Gewicht gleichmäßig auf Hände und Füße verteilt.

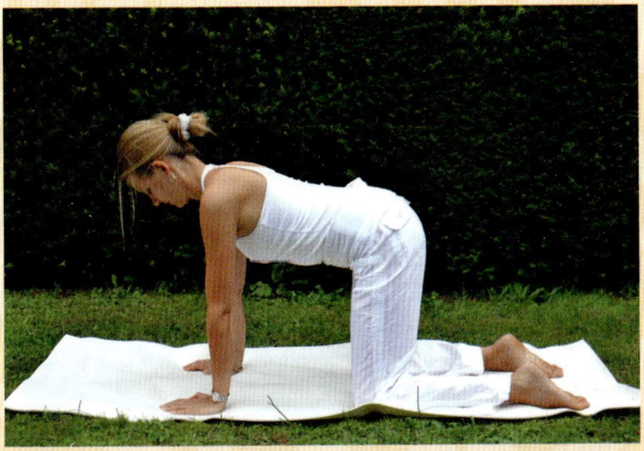

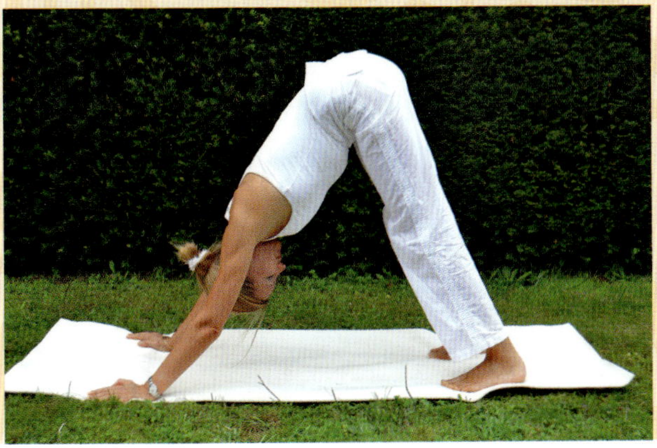

8. Kobra

- Kommen Sie zuerst in die Bauchlage und entspannen Sie eine Minute lang.
- Dann legen Sie die Fersen aneinander und setzen Sie die Handflächen neben den Schultern auf.
- Heben Sie den Oberkörper vom Boden und strecken Sie Kopf und Nacken nach hinten.
- Atmen Sie eine Minute lang und tief.
- Danach drehen Sie für zwei Minuten den Kopf nach links, während Sie einatmen, und nach rechts, während Sie ausatmen.
- Zum Abschluss atmen Sie aus und spannen dabei Bauch- und Beckenbodenmuskeln an. Rollen Sie sich zum Boden ab und ruhen Sie ein paar Atemzüge lang aus.

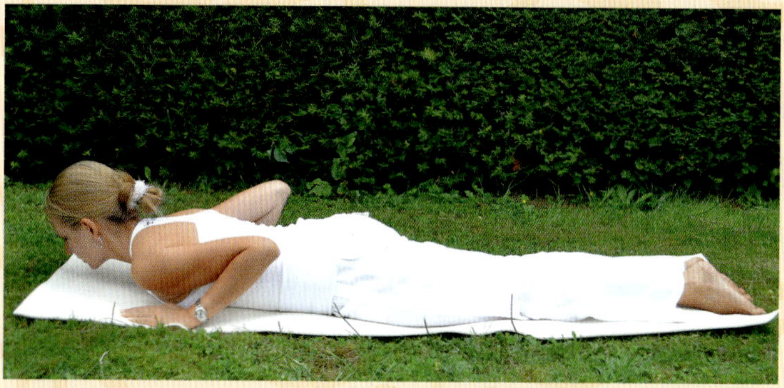

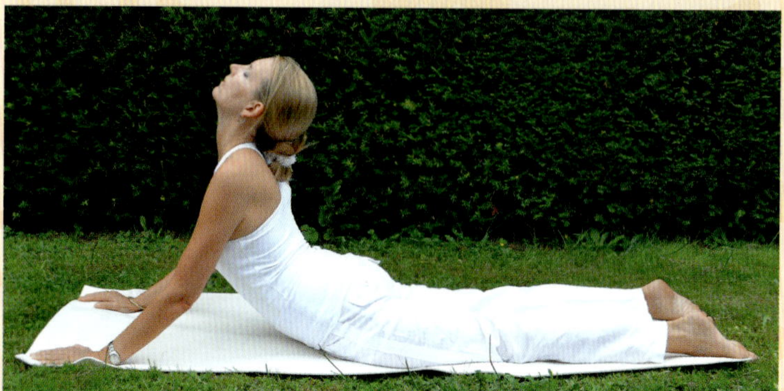

9. Blume

- Setzen Sie sich auf die Fersen und spreizen Sie die Knie etwas auseinander.
- Atmen Sie ein und richten Sie sich in den Kniestand auf. Dabei strecken Sie die Arme nach oben und zu den Seiten wie eine Blume, die die Sonne grüßt.
- Atmen Sie nun aus und senken Sie die Stirn auf den Boden, wobei Sie die Handflächen flach vor die Knie setzen.
- Wiederholen Sie die Bewegung im Atemrhythmus drei Minuten lang.

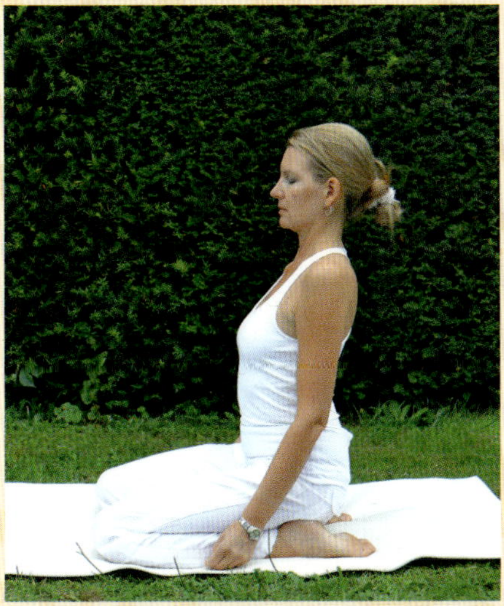

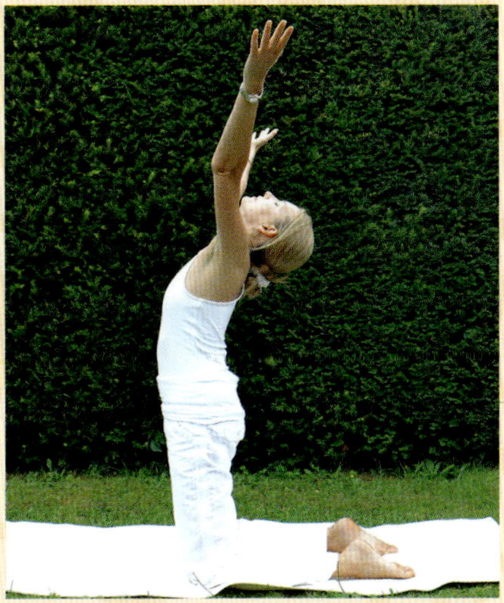

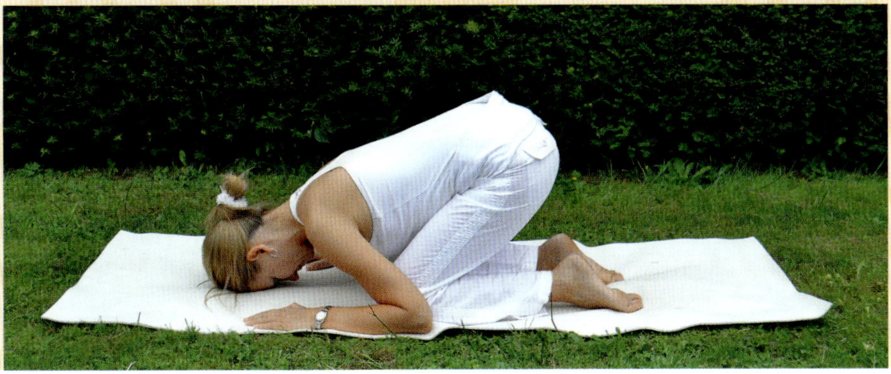

10. Yoga Mudra

- Kommen Sie wieder auf die Fersen, die Knie berühren einander.
- Verschränken Sie die Finger hinter dem Rücken ineinander.
- Senken Sie die Stirn auf den Boden und heben Sie die gestreckten Arme nach oben, soweit es geht.
- Bleiben Sie in dieser Position und atmen Sie drei Minuten lang und tief.

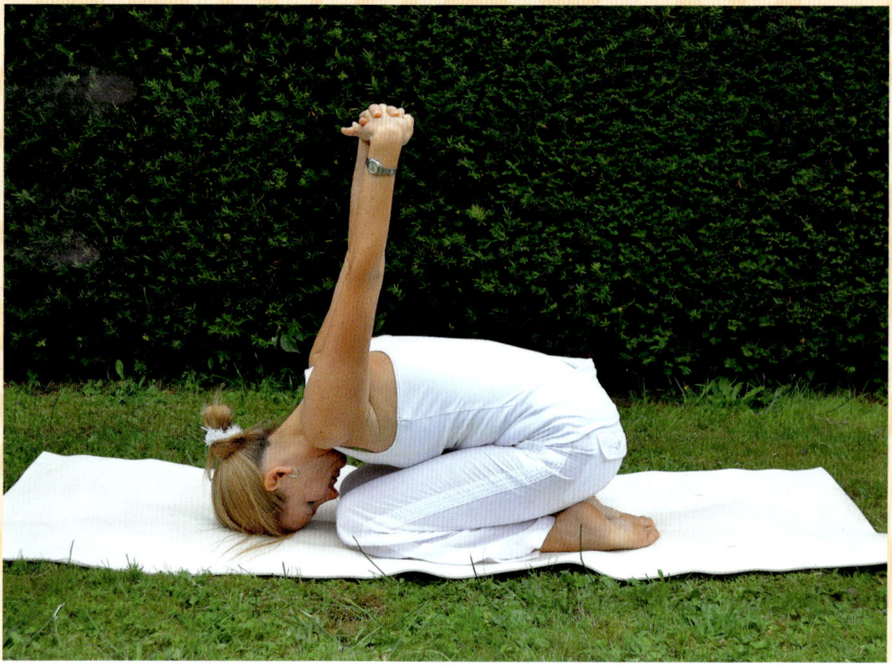

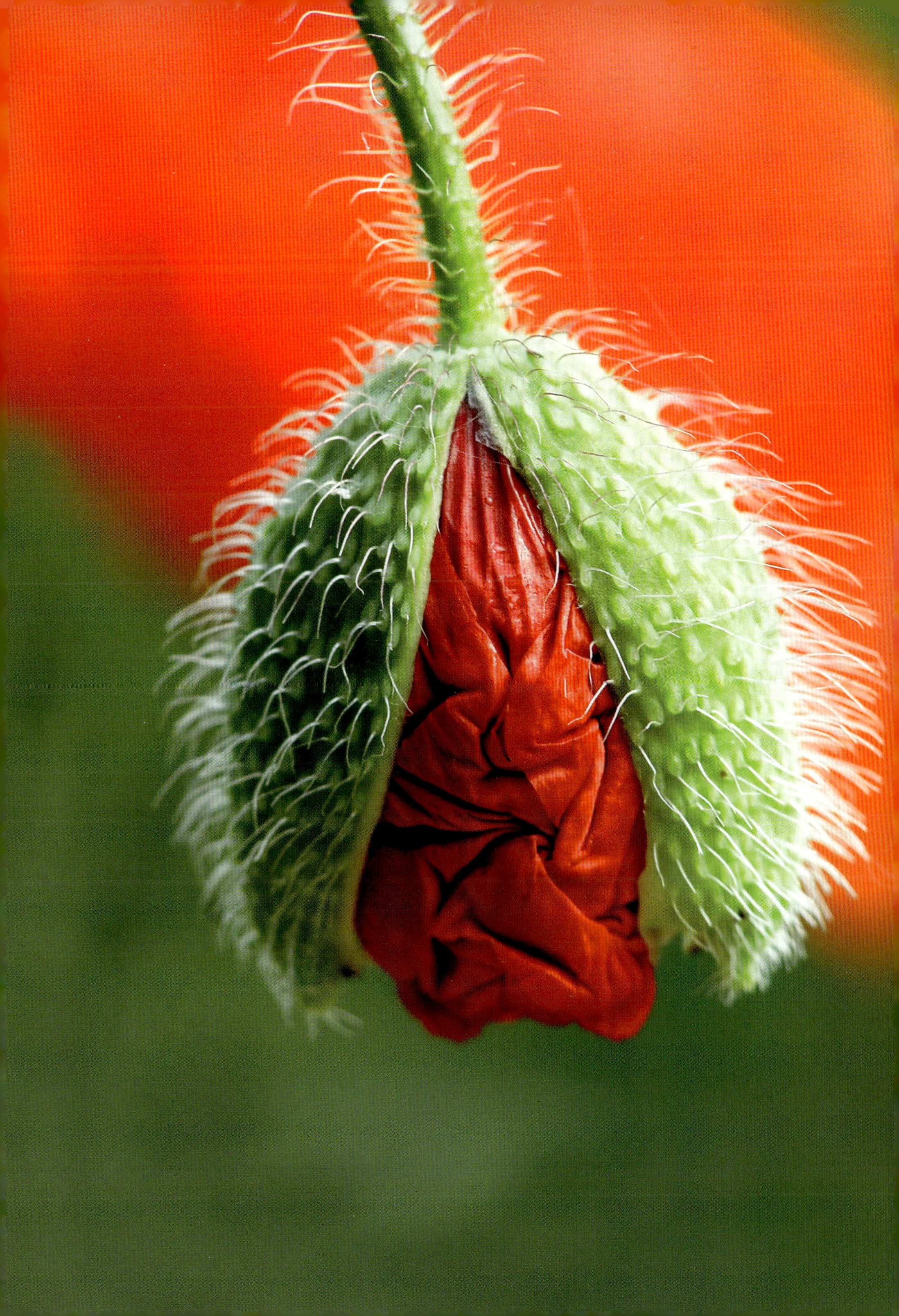

ATEMÜBUNGEN UND MEDITATIONEN FÜR EMOTIONALE UND HORMONELLE BALANCE

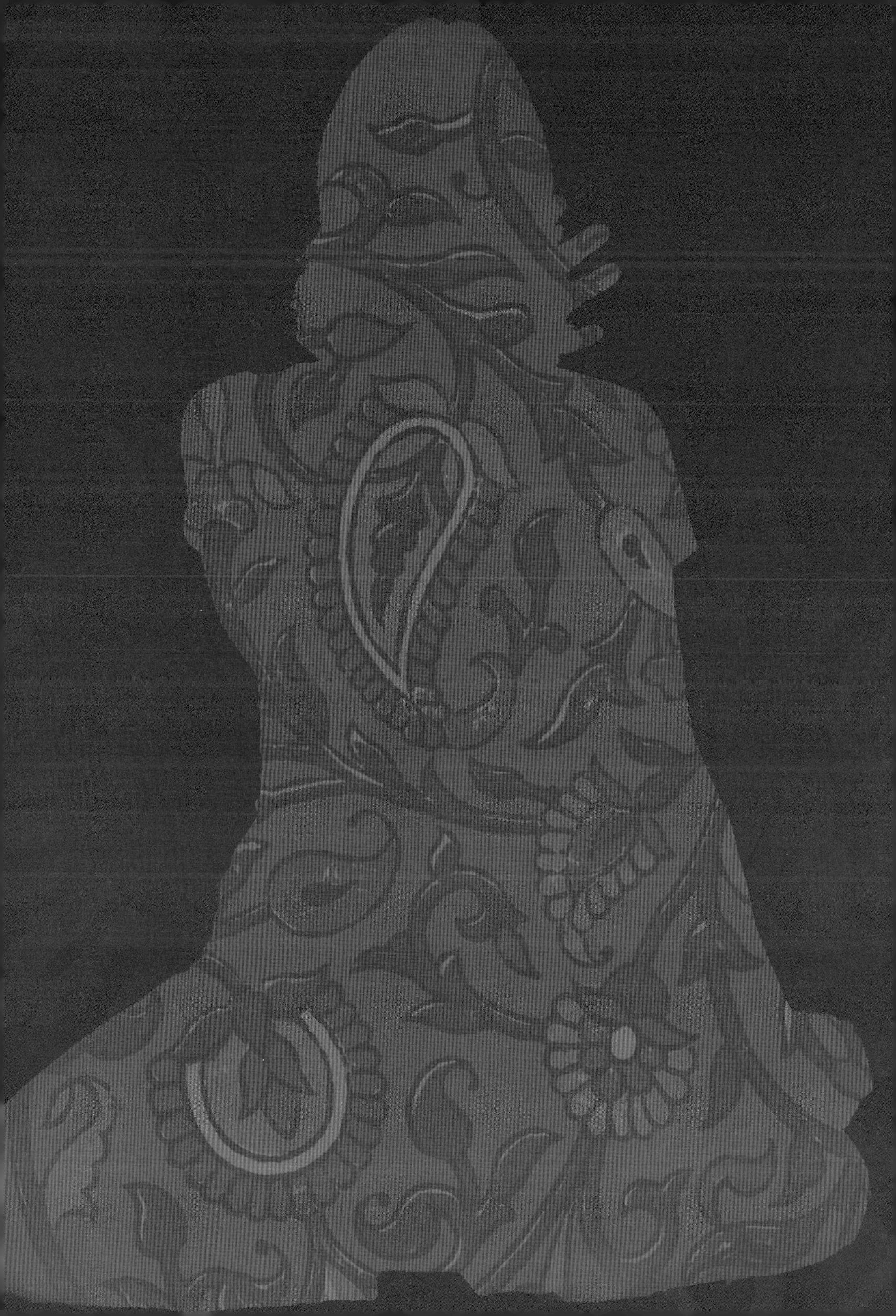

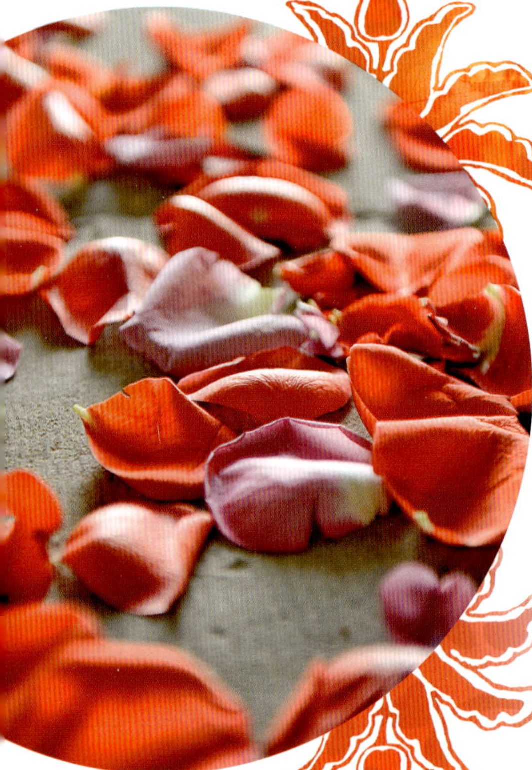

Atem und Entspannung

Wir haben gesehen, dass Stress und seelische Belastungen die weibliche Eizellreifung behindern. Auch die männliche Spermienentwicklung wird durch dauerhafte Anspannung und emotionalen Stress gehemmt. Tiefer Atem hingegen wirkt stresslösend. Es gibt wohl nichts, was sich so sehr auf das psychische Wohlbefinden und die Stimmung auswirkt wie der richtige Atem. Atmung ist ein semiautonomer Prozess – wir alle atmen von der Geburt bis zum Tod automatisch, aber die Qualität des Atems ist sehr unterschiedlich und kann willentlich beeinflusst werden.

Normalerweise atmen wir rund 15- bis 20-mal pro Minute. Die alten Yogis empfehlen jedoch, den Atem auf fünf bis sieben Atemzüge pro Minute zu verlangsamen. Der Überlieferung nach ist die Länge des Lebens durch die Anzahl der vorbestimmten Atemzüge limitiert. Geht man damit sparsam um, lebt man länger. Die lange tiefe Atmung bewirkt eine fast sofortige Entspannung und Beruhigung – oder, wie mein Yogalehrer sagte: »Nun, da du das weißt, sind all deine Probleme gelöst.« – Wenn es so einfach wäre ... Das Geheimnis ist, dabei zu bleiben und sich in kritischen Situationen auf dieses Wissen zu besinnen.

Es gibt im Yoga viele Atemübungen, Pranayama genannt, die eine unterschiedliche energetische Wirkung haben. Die Beherrschung des Atems wirkt sich nicht nur auf die Stimmung und das momentane emotionale Befinden aus, sondern kann auch körperliche Vorgänge positiv beeinflussen und tief sitzende Verspannungen lösen.

Der Yogaatem ist normalerweise eine reine Nasenatmung. (Es gibt ein paar Ausnahmen, die dann wiederum spezifische energetische Auswirkungen haben.) Das heißt, anders als bei vielen Sportarten wird nur durch die Nase ein- und ausgeatmet. Die Nasenatmung regt die Hypophyse an, die Hauptsteuerungsdrüse des Hormonhaushalts, da die Atemwege der Nase an der Schädelbasis entlangführen. Wenn Sie es schaffen, den ganzen Tag auf diese Weise zu atmen, wird aller Stress, alle Anspannung von Ihnen abfallen. Versuchen Sie, nicht in Ihre Denk- und Handlungsmuster zurückzufallen, wenn die Übung vorüber ist.

Der lange tiefe Atem verbessert die Sauerstoffversorgung im ganzen Körper bis in die Zellen hinein und regt den Stoffwechsel sowie alle anderen Systeme im Körper nachhaltig an: Lymphsystem, Drüsensystem und Blutkreislauf. Sie entwickeln mehr Gespür für Ihren Körper und die komplexen Abläufe in seinem Inneren, die letztlich alle nach Harmonie streben. So regen Sie Ihre Selbstheilungskräfte an und verbessern Ihr Wohlbefinden auf ganzheitlicher Ebene.

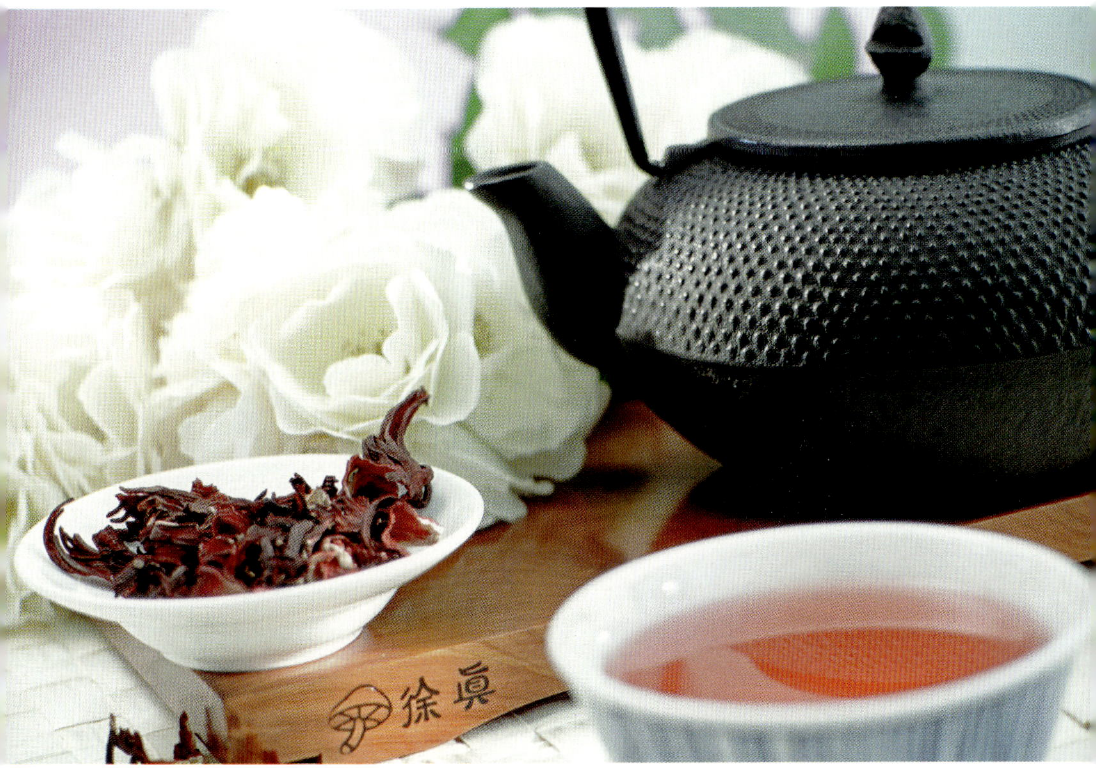

1. Tiefe Bauchatmung

Bei der langen und tiefen Atmung atmen Sie bewusst, langsam und vollständig »in den Bauch hinein«. Physiologisch ist das natürlich unmöglich, gemeint ist, dass die Bauchmuskeln vollständig entspannt sein sollten. So kann die Bauchdecke sich mit dem Einatmen vorwölben und damit dem Zwerchfell, dem größten Atemmuskel, Raum geben, sodass es sich nach unten entspannen kann. Die Yogaatmung ist Grundlage für alle Meditationen, Atem- und Yogaübungen und sollte daher regelmäßig praktiziert werden, damit Sie sich an diese bewusste Art des Atmens gewöhnen.

- Setzen Sie sich auf den Boden, ein Kissen oder einen Stuhl – Hauptsache bequem. Entspannen Sie Beine, Hüften und Schultern.
- Richten Sie die Wirbelsäule auf, so als wäre an Ihrem Scheitel ein Faden befestigt, der Sie ohne Anstrengung hält.
- Schließen Sie die Augen und richten Sie den Blick nach innen.
- Lockern Sie den Kiefer, nehmen Sie die Zähne auseinander.
- Die Zunge liegt entspannt im Mund, die Lippen berühren einander sanft.
- Beginnen Sie, langsam durch die Nase einzuatmen, wobei Sie die Zunge leicht gegen den oberen Gaumen drücken.
- Wölben Sie den Bauch bewusst vor und weiten Sie die Rippen, während der Atem vollständig einströmt.
- Spüren Sie einen Moment die Fülle der vollen Einatmung – aber halten Sie die Luft nicht krampfhaft an –, bevor Sie den Atem langsam und vollständig durch die Nase ausströmen lassen.
- Dabei sinkt die Bauchdecke ein. Wenn Sie möchten, können Sie den Bauch am Schluss aktiv einziehen, um die Atemluft komplett herauszudrücken.
- Spüren Sie einen Moment die Leere der vollständigen Ausatmung, bevor Sie von Neuem einatmen.

- Jeder Atemzug fließt dabei tiefer und verbindet Sie mehr und mehr mit Ihrem Innersten, Ihrem Wesenskern, Ihrem »wahren Selbst«, das unter den Schichten des Alltags verborgen liegt.
- Versuchen Sie, ein leises Rauschen zu erzeugen, ein Meeresrauschen des Atems.
- Üben Sie diese Atemtechnik etwa fünf Minuten lang täglich. Nehmen Sie wahr, wie es Ihnen nach der Atemübung geht.
- Wenn Sie mit der Atmung vertraut sind, beginnen Sie, ein heilendes Licht zu visualisieren. Stellen Sie sich z. B. ein warmes orangefarbenes Licht vor, das mit dem Einatmen in Ihre Fortpflanzungsorgane fließt, sie wärmt, anregt und heilt.

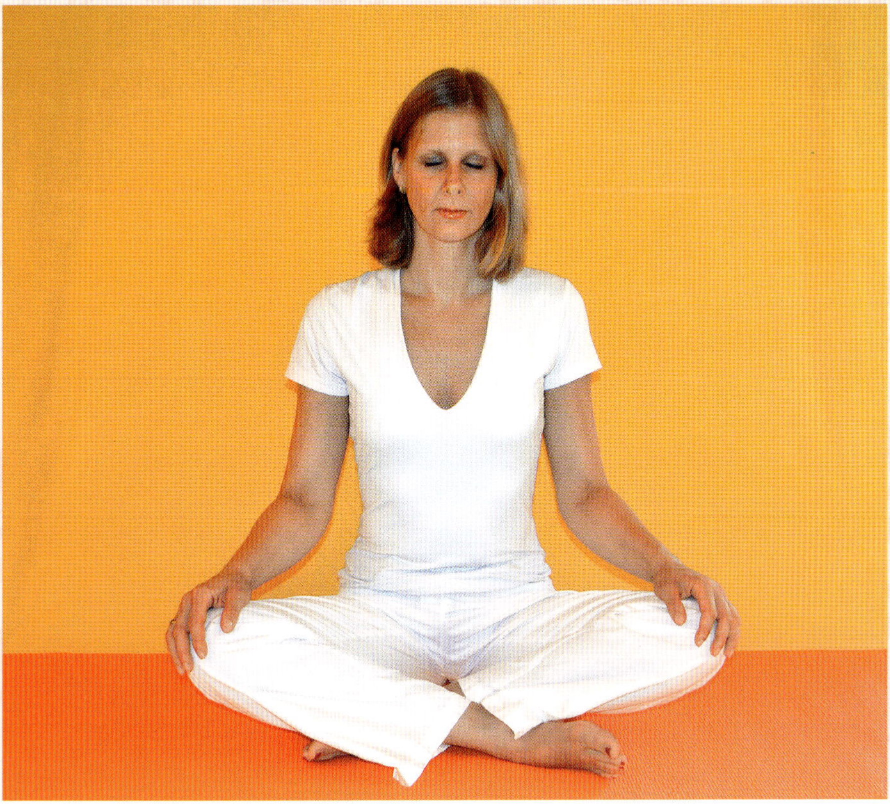

2. Die Vierer-Atmung

Ein einfaches Atemmuster hilft Ihnen, sich in jeder Situation zu erden und auf sich selbst zu besinnen. Sie können es jederzeit anwenden – beim Gehen, Stehen und Liegen –, wann immer Sie sich beruhigen und mit Ihrer Mitte verbinden wollen. Besonders hilfreich ist die Vierer-Atmung in belastenden Situationen, z.B. bei Arztterminen oder wenn Sie aufgeregt sind.

- Atmen Sie langsam und bewusst, wie bei der tiefen Bauchatmung beschrieben, ein und zählen Sie dabei innerlich von eins bis vier.
- Halten Sie dann den Atem vier Takte lang an.
- Atmen Sie im selben Tempo aus, während Sie wieder bis vier zählen.
- Halten Sie dann den Atem an und denken Sie erneut »eins – zwei – drei – vier«.
- Alle vier Atemphasen sind dabei gleich lang, nämlich vier Taktschläge in Ihrem eigenen Rhythmus.

3. Die grundlegende Atemserie

Diese Übungsreihe löst psychische Blockaden auf und wirkt gegen Schuldgefühle und Ängste vor einem vermeintlichen Versagen. Außerdem fördert sie die Hormonbalance und damit die Fruchtbarkeit. Welch erstaunliche Wirkung auf das Hormonsystem die bloße Konzentration auf das dritte Auge hat, kann derzeit nur vermutet werden. Die grundlegende Atemserie gibt Ihnen einen schnellen Energieschub, erhöht Ihre Klarheit und vermittelt Ihnen ein Gefühl von Ausgeglichenheit. Sie erkennen die Beziehung zu Ihrem Atem und können die Unterschiede bezüglich Emotion und Denken beobachten, die jede Atemform hervorbringt.
Obwohl Atmen das Natürlichste der Welt ist, kann bewusstes Atmen eine ziemliche Herausforderung sein. Sobald Sie die Atmung verändern, setzen Sie den üblichen Mustern von Emotion und Aufmerksamkeit, die unseren körperlichen und geistigen Gewohnheiten zugrunde liegen, etwas entgegen und beginnen, sie aufzulösen. Während dieses Prozesses kann es sein, dass Ihre Konzentration nachlässt. Wenn Sie dann fortfahren, bewusst zu atmen, werden Sie ein neues Gefühl von Leichtigkeit und Kontrolle erlangen und Ihren Geist lenken können.
Beginnen Sie als Anfänger mit den kurzen Zeiten und steigern Sie sie dann allmählich.

Grundhaltung

- Setzen Sie sich in den Schneidersitz (einfache Haltung) oder in eine andere aufrechte Sitzposition, die Sie für mindestens 15 Minuten beibehalten können. Wenn nötig, können Sie ein Sitzkissen benutzen.
- Schließen Sie die Augen und rollen Sie sie leicht nach oben. Richten Sie sie auf das dritte Auge an der Nasenwurzel, dort, wo die Augenbrauen zusammentreffen.

Linksseitiger Atem (Foto rechts oben)

- Halten Sie die linke Hand im Gyan Mudra, d.h. die Kuppen von Daumen und Zeigefinger berühren sich. Der linke Arm ist gestreckt und das Handgelenk liegt auf dem linken Knie.
- Heben Sie die rechte Hand und drücken Sie die Innenseite des Daumens sanft an das rechte Nasenloch, um es zu verschließen, oder legen Sie die Daumenkuppe unter das Nasenloch. Die übrigen Finger zeigen wie Antennen nach oben.
- Atmen Sie lang und tief durch das linke Nasenloch ein und aus.
- Atmen Sie auf diese Weise ein bis drei Minuten lang.
- Dann atmen Sie noch einmal tief ein und halten die Luft zehn bis 30 Sekunden an, bevor Sie ausatmen und entspannen.

Rechtsseitiger Atem (Foto rechts unten)

- Legen Sie nun die rechte Hand im Gyan Mudra auf das rechte Knie.
- Heben Sie die linke Hand und verschließen Sie sanft das linke Nasenloch mit dem Daumen. Die übrigen Finger sind gestreckt und zeigen wie Antennen nach oben.
- Atmen Sie lang und tief durch das rechte Nasenloch ein und aus.
- Atmen Sie auf diese Weise ein bis drei Minuten lang.
- Dann atmen Sie noch einmal tief ein und halten die Luft zehn bis 30 Sekunden an, bevor Sie ausatmen und entspannen.

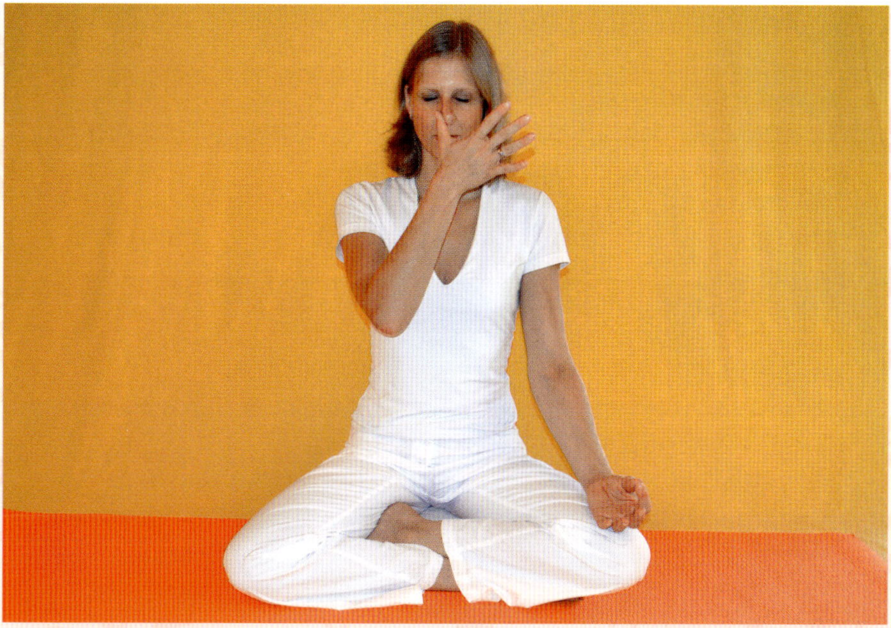

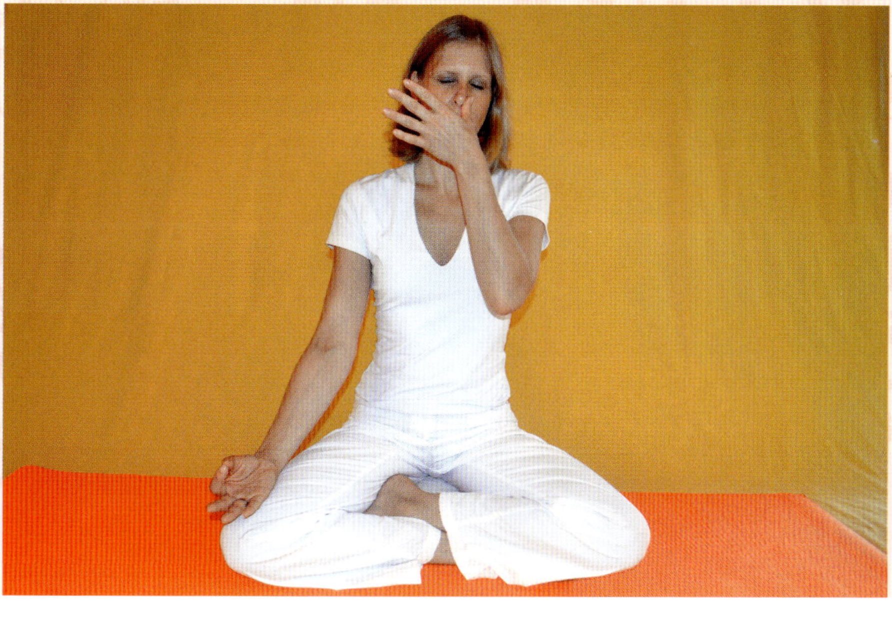

Wechselatmung links/rechts

- Bleiben Sie in der Sitzposition. Legen Sie die linke Hand im Gyan Mudra auf das linke Knie.
- Verschließen Sie das rechte Nasenloch mit dem Daumen der rechten Hand und atmen Sie tief durch das linke Nasenloch ein.
- Dann drücken Sie mit dem Zeigefinger das linke Nasenloch zu und öffnen gleichzeitig die rechte Seite, um vollständig durch das rechte Nasenloch auszuatmen.
- Wechseln Sie erneut die Finger und atmen Sie links ein.
- Setzen Sie diese Wechselatmung – links ein, rechts aus – zwei bis drei Minuten lang fort.
- Zum Abschluss tief einatmen, den Atem zehn bis 30 Sekunden lang halten, ausatmen und entspannen.
- Wiederholen Sie dies mit der anderen Seite, also rechts einatmen und links ausatmen, wobei Sie nun die rechte Hand entspannt im Gyan Mudra halten und der Nasenlochwechsel mit linkem Daumen und Zeigefinger praktiziert wird.

Feueratem

- Bleiben Sie in der Sitzposition und legen Sie beide Hände im Gyan Mudra auf die Knie.
- Atmen Sie nun durch die Nase schnell und kraftvoll ein und drücken dabei den Bauch nach vorn. (Foto rechts oben)
- Atmen Sie forciert aus und ziehen Sie dabei den Bauchnabel nach innen. (Foto rechts unten)
- Finden Sie einen gleichbleibenden Atemrhythmus, bei dem Ein- und Ausatmung jeweils etwa eine Sekunde lang sind. Betonen Sie dabei das Ausatmen, damit Ihnen nicht schwindelig wird.
- Atmen Sie auf diese Weise zwei bis sieben Minuten lang. Wenn nötig, machen Sie zwischendurch kurze Pausen, in denen Sie einige Entspannungsatemzüge nehmen.
- Dann atmen Sie noch einmal ein und halten den Atem zehn bis 60 Sekunden lang an. Beobachten Sie, wie die Energie durch Ihren Körper zirkuliert.

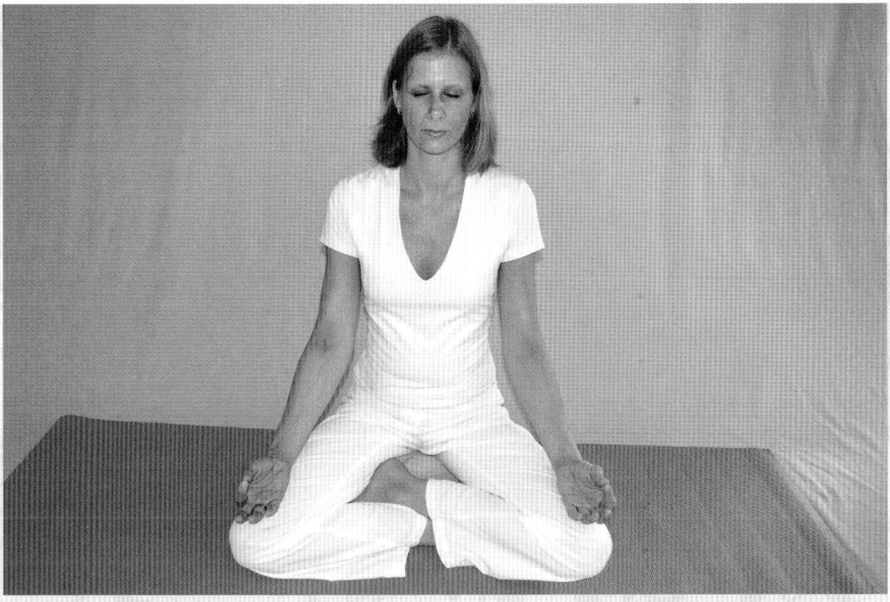

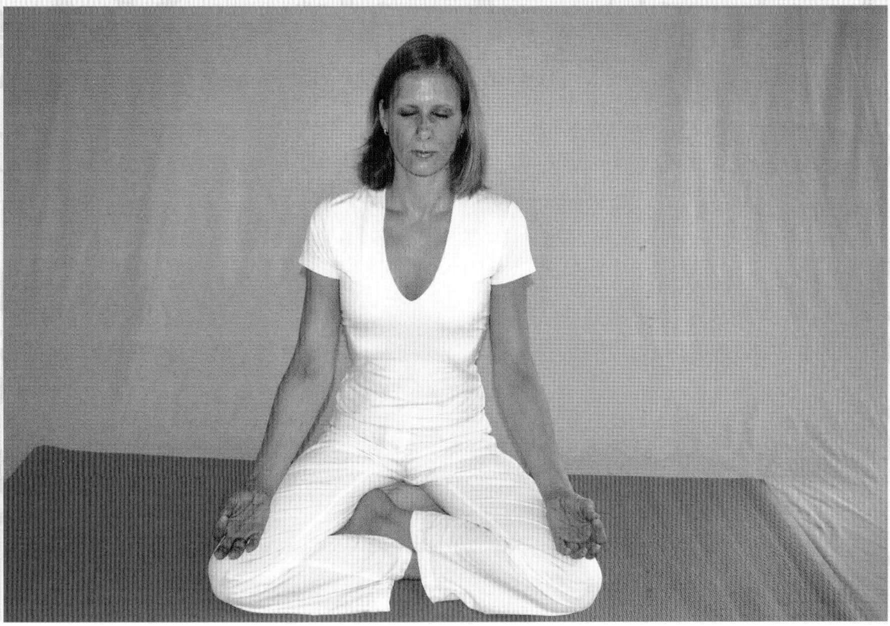

Meditation

- Entspannen Sie und konzentrieren Sie sich ein bis drei Minuten lang auf den natürlichen Strom des Atems, den Fluss der Energie. Nehmen Sie wahr, wie Ihr Geist und Ihre Emotionen sich verändert haben.
- Meditieren Sie drei bis zehn Minuten auf Ihr »wahres Selbst«, indem Sie beim Einatmen »SAAAT« denken (Wahrheit) und beim Ausatmen »NAAAM« (Identität). Lassen Sie alle Gedanken los und lauschen Sie der Stille in sich.

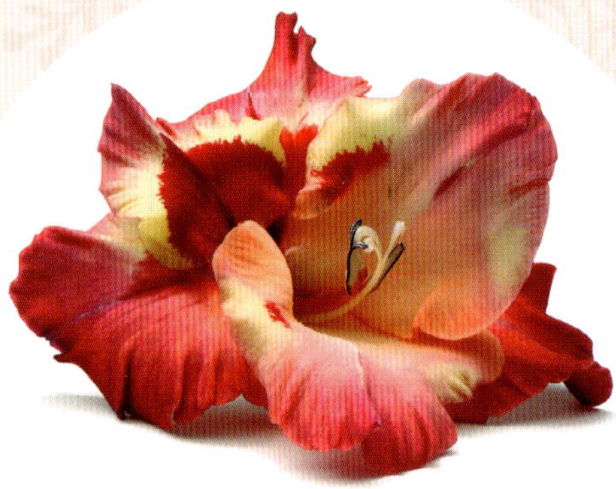

Meditationen bei Fruchtbarkeitsstörungen

Was sind Fruchtbarkeitsstörungen und warum treten sie auf? Oder: »Warum muss es mich/uns treffen, wo doch alle anderen Leute problemlos Kinder zu bekommen scheinen?« Dies ist eine Frage, die viele Paare in der Kinderwunschphase beschäftigt und über die Sie möglicherweise auch immer wieder nachdenken.

Manchmal gibt es keine medizinischen Ursachen dafür, dass das Baby auf sich warten lässt. Sie können einfach nur abwarten und den Dingen ihren Lauf lassen. Die zwei folgenden Meditationen sind in dieser Phase besonders nützlich und hilfreich.

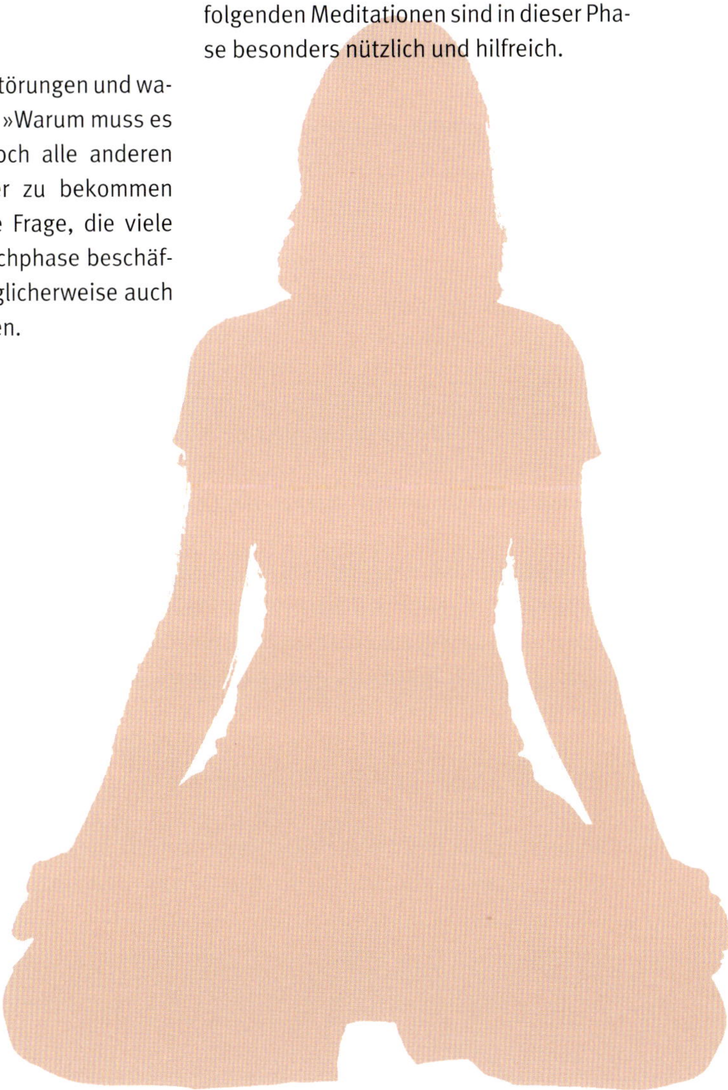

1. Meditation für ein ruhiges Herz

Die Meditation für ein ruhiges Herz hilft Ihnen, sich mit der Situation auszusöhnen und im Hier und Jetzt zu sein. Emotional führt die Meditation zur Wahrnehmung der Beziehungen, die Sie zu sich und anderen haben. Und: Sind psychische Blockaden gelöst, kommt es in vielen Fällen zur gewünschten Schwangerschaft.
Die Meditation ist für Anfänger perfekt. Sie erzeugt ein Bewusstsein für die Atmung und stärkt Lungen und Herz. Die linke Hand ruht während der Meditation an diesem natürlichen Sitz des Prana, der Lebensenergie. Dadurch wird dort eine tiefe Stille erzeugt. Die rechte Hand, die für Handlung und Analyse steht, wird in einem aufnahmebereiten Mudra in der Position des Friedens gehalten. Die gesamte Haltung führt zu einem Gefühl von Stille und Gelassenheit und lässt die Lebensenergie im Herzzentrum zur Ruhe kommen.

- Setzen Sie sich in den Schneidersitz auf den Boden oder ein festes Kissen, richten Sie die Wirbelsäule auf und finden Sie eine entspannte Sitzposition.
- Schließen Sie die Augen.
- Legen Sie die linke Handfläche auf das Herzzentrum, wobei die Finger nach rechts zeigen.
- Bringen Sie Daumen und Zeigefinger der rechten Hand im Gyan Mudra zusammen – verbinden Sie Ihr Ego (Daumen) mit der Weisheit (Zeigefinger).
- Heben Sie die rechte Hand so zur Seite an, als würden Sie einen Eid ablegen. Die Handfläche weist nach vorn, die Finger sind nach oben gestreckt.
- Konzentrieren Sie sich auf den Strom des Atems. Regulieren Sie jede Phase bewusst. Atmen Sie langsam und tief durch beide Nasenlöcher ein, weiten Sie den Brustkorb, wölben Sie den Bauch vor und halten Sie den Atem so lange wie möglich an. Dann atmen Sie langsam, gleichmäßig und vollständig aus, lassen die Bauchdecke einsinken und halten den Atem wieder an.

- *Achtung:* Den Atem so lang wie möglich anzuhalten, soll nicht dazu führen, dass Sie nach Luft schnappen müssen oder unter Druck geraten, wenn Sie wieder Atem holen! Akzeptieren Sie ohne Ehrgeiz Ihre persönlichen Grenzen.
- Meditieren Sie auf diese Weise für drei bis elf Minuten. Fortgeschrittene können die Meditation bis auf 31 Minuten ausweiten – dann ist es eine anspruchsvolle Übung für Konzentration und Erneuerung.
- Um die Übung zu beenden, atmen Sie dreimal normal ein und aus und entspannen dann.

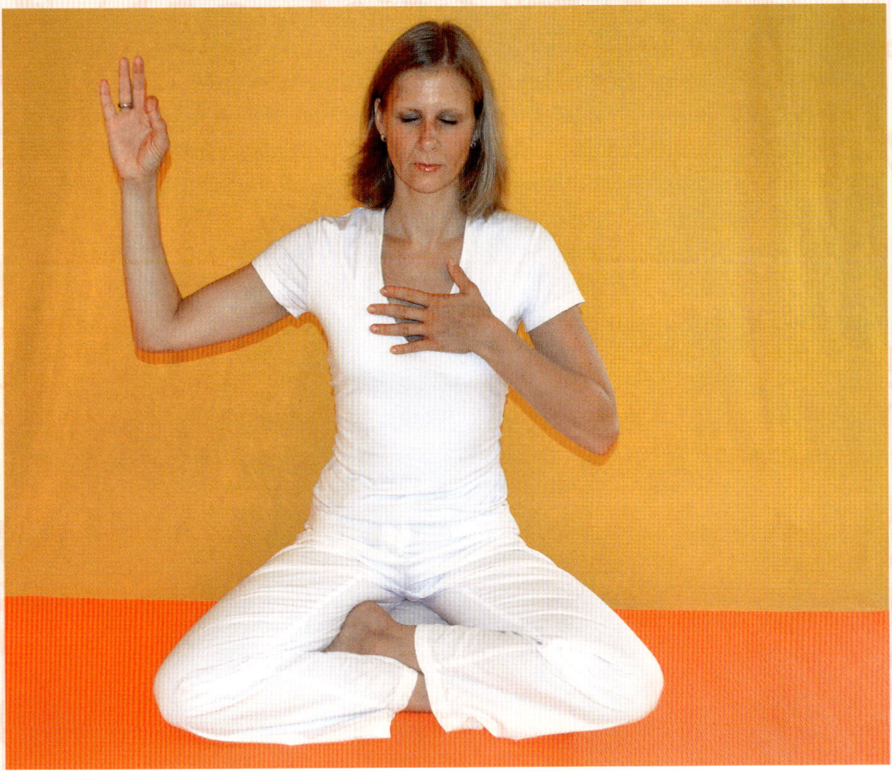

2. Meditation für das Drüsensystem

Diese Meditation sollte mindestens 40 Tage hintereinander gemacht werden, um das gesamte Drüsensystem neu zu beleben und ins Gleichgewicht zu bringen. Sie gilt als eine »Überlebensstrategie«, eine Meditationstechnik, um speziell mit dem Stress und Druck unserer Zeit umzugehen.
Sie ist außerordentlich entspannend. Laut yogischem Wissen kontrolliert die Hypophyse die Funktion der Sexualdrüsen, die Hormonausschüttung und das sexuelle Empfinden. Diese Meditation wirkt über die Atmung auf die Hauptsteuerungsdrüse und damit das gesamte Drüsensystem ein und belebt es neu.

- Setzen Sie sich in einer aufrechten Position auf den Boden. Wenn nötig, können Sie ein Sitzkissen benutzen.
- Halten Sie die Arme an den Seiten, beugen Sie die Ellenbogen und legen Sie die rechte Hand in die linke. Die Handflächen zeigen zum Körper. Der linke Daumen liegt in der Mitte der rechten Handfläche, der rechte Daumen kreuzt den linken.
- Schließen Sie die Augen bis auf einen schmalen Spalt. Wenn die Augen sich während der Meditation ganz schließen, ist das auch in Ordnung.
- Atmen Sie tief ein und singen Sie mit dem Ausatmen das Mantra »SAAAT NAM«. Die Silbe »SAT« ist dabei bis zu 35-mal so lang wie die Silbe »NAM«.
- Meditieren Sie auf diese Weise elf Minuten lang. Atmen Sie dann ein paar Mal tief ein und aus, öffnen Sie die Augen und schütteln Sie die Hände aus.

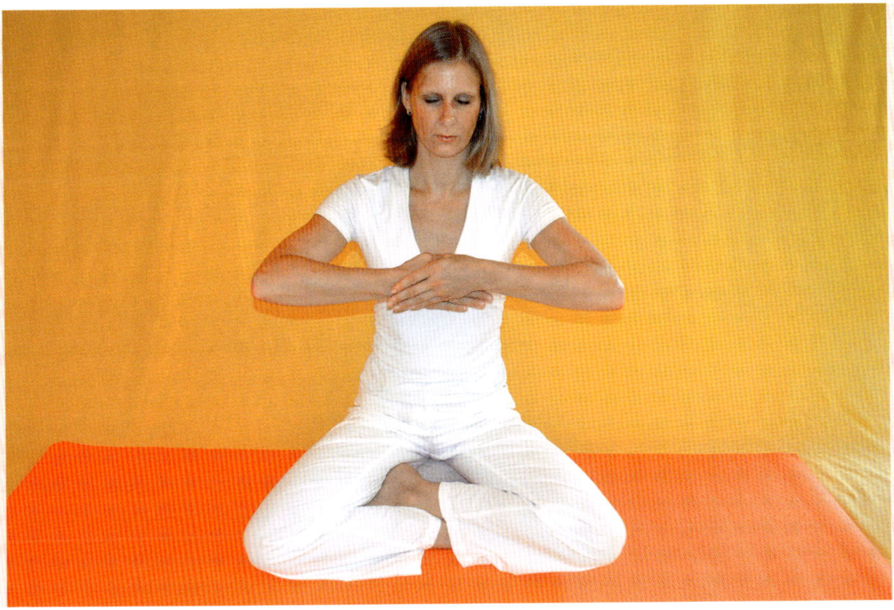

Weitere hilfreiche Meditationen in der Kinderwunsch-phase

Wie alles andere im Leben ist auch die Kinderwunschzeit ein begrenzter Zeitraum. Es gibt vier große Lebensphasen: die Kindheit und Jugend, in der der Mensch wächst und heranreift, das junge Erwachsenenalter, in der er seinen Platz findet und eine Familie gründet, das mittlere Alter, in dem er seine Kinder aufwachsen und in die Welt gehen sieht, sowie das reife Alter, in dem er Weisheit erlangt und sich darauf vorbereitet zu gehen.

Natürlich muss nicht jeder diesen biologischen Gesetzmäßigkeiten genügen. Heutzutage kann man bewusst auf das Kinderkriegen verzichten und die Energie, die man sonst in die Familie investiert hätte, in andere Bahnen lenken. Doch Frauen und Paare, die einen starken Kinderwunsch haben, bleiben oft energetisch in dieser unerfüllten Sehnsucht stecken. Damit blockieren sie sich selbst, anstatt loszulassen und darauf zu vertrauen, dass alles einen Sinn hat – dass auch ein Leben ohne Kinder sinnerfüllt sein kann.

Wenn es gelingt, loszulassen, kann sich ein neuer Blickwinkel auf das Leben und seine Chancen ergeben. Manchmal führt die Aufgabe des Kinderwunsches auch dazu, dass sich tiefliegende Blockaden lösen und sogar das Unmögliche eintritt. Aus meiner Arbeit mit Schwangeren kenne ich so manche Frau, die den Wunsch nach einem leiblichen Kind abhakte und ein Baby adoptierte, nur um dann – zur Verblüffung der Ärzte, die zuvor Unfruchtbarkeit diagnostiziert hatten – überraschend schwanger zu werden und ein gesundes Kind zu gebären.

1. Die Meditation zur Harmonisierung

»Kirtan Kriya«, die Meditation zur Harmonisierung, symbolisiert den Kreislauf der Schöpfung – aus der Unendlichkeit gehen das Leben und die individuelle Existenz hervor. Aus dem Leben entsteht Tod als Aspekt der Wandlung in einen anderen Daseinszustand. Aus dem Tod entspringt die Wiedergeburt des Bewusstseins zu menschlichem Leben durch seine Anteilnahme und Verbundenheit.
Die »Kirtan Kriya« ist eine der grundlegenden Meditationen aus dem Kundalini Yoga. Wenn Sie diese Meditation regelmäßig praktizieren, kommen Ihre Hormone ins Gleichgewicht, Ihre Selbstheilungskräfte werden angeregt und das endokrine Drüsensystem wird gestärkt.

* Setzen Sie sich mit gekreuzten Beinen und geradem Rücken auf den Boden. Wenn nötig, können Sie ein Sitzkissen benutzen.

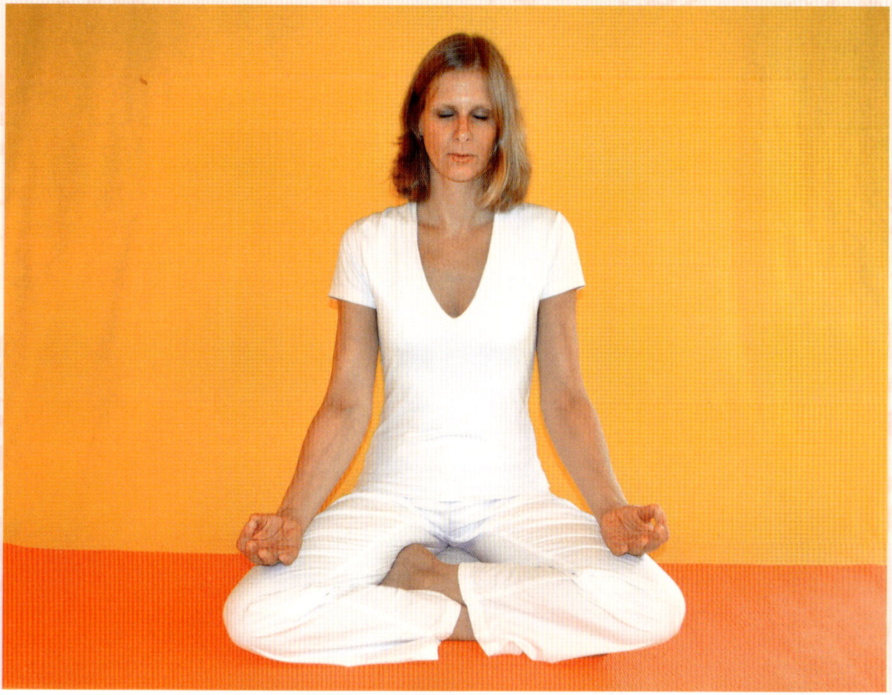

* Meditieren Sie mit Konzentration auf Ihr drittes Auge und singen Sie »SA, TA, NA, MA«, die fünf primären Laute, auch »Panj Shabad« genannt:

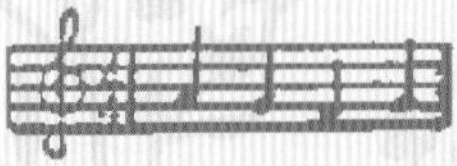

»SA« bedeutet Unendlichkeit, Kosmos, Anfang, »TA« Leben, Existenz, »NA« Tod und »MA« Wiedergeburt.
Das Chanten – so wird das monotone Singen eines Mantras genannt – von »SA,TA, NA, MA« ist die ursprüngliche »Kernform« des Mantras »SAT NAM«. Jede Wiederholung des Mantras dauert etwa vier Sekunden.
* Während des Singens liegen Ihre Hände mit den Handflächen nach oben auf den Knien, wobei Sie bei jeder Silbe die Spitze eines Fingers mit der Daumenkuppe zusammenbringen. Jedes Mal, wenn Sie mit dem Daumen und einem Finger einen Kreis bilden, schließt sich ein Mudra und stimuliert Ihr Bewusstsein.

STERN	FINGER	NAME	ENTSPRECHUNG
Jupiter	Zeigefinger	Gyan Mudra	Wissen
Saturn	Mittelfinger	Shuni Mudra	Geduld, Weisheit, Intelligenz
Sonne	Ringfinger	Surya Mudra	Lebenskraft, Vitalität
Merkur	Kleiner Finger	Buddhi Mudra	Kommunikationsfähigkeit

* Singen Sie in den drei möglichen »Sprachformen des Bewusstseins«:
  - alltägliches Leben: normale oder laute Sprache;
  - Verliebtsein: flüstern;
  - geistige Ebene: still, nur in Gedanken.

Beginnen Sie in normaler Lautstärke für drei Minuten, dann flüstern Sie die nächsten drei Minuten, gefolgt von reiner Verinnerlichung des Klangs für weitere sechs Minuten. Flüstern Sie danach für drei Minuten und singen Sie die letzten drei Minuten in normaler Lautstärke. Atmen Sie danach ein paarmal ein und aus.

- Wenn in der stillen Phase der Meditation unkontrollierbare Gedanken kommen, sollten Sie wieder anfangen zu flüstern, dann sprechen Sie laut, flüstern und kommen zurück zur Stille. Machen Sie das, so oft es nötig ist.
- Während Sie das Mantra wiederholen, stellen Sie sich vor, wie der Klang der einzelnen Silben durch den Scheitelpunkt, das siebte Chakra – das »Tor zum Universum« –, eintritt und durch das dritte Auge, das sechste Chakra, zwischen den Augenbrauen ausströmt. Diese Visualisierung des Energieflusses verbindet die verschiedenen Teile des Gehirns miteinander und reinigt das Unterbewusstsein. Die Fingerbewegung und der Druck der Fingerkuppen aufeinander aktivieren die Endpunkte der Meridiane und fördern so ebenfalls den Energiefluss zum Gehirn.
- Strecken Sie Ihre Arme nach oben und zur Seite aus, dehnen Sie die Wirbelsäule und atmen Sie zum Schluss einige Male tief ein und aus.

2. Meditation, um einen unregelmäßigen Zyklus zu regulieren

Manche Frauen haben schon seit ihrer Pubertät einen unregelmäßigen Zyklus. Das muss nicht unbedingt zu Fruchtbarkeitsproblemen führen, genauso wie ein regelmäßiger Zyklus kein Garant für eine schnelle Erfüllung des Kinderwunsches ist. Wenn jedoch eine Schwangerschaft gewünscht ist, obwohl der Zyklus stark schwankt, kann es schwierig werden, die fruchtbaren Tage zu bestimmen. Frauen, die diese Meditation regelmäßig praktizieren, können ihren Menstruationszyklus regulieren. Außerdem führt die Meditation dazu, negative Gedankenmuster loszulassen und eine positive Grundhaltung zu erlangen. Auf körperlicher Ebene regt diese Atemmeditation die Hirnanhangsdrüse und die Zirbeldrüse an, die eine große Rolle für die emotionale und physische Gesundheit spielt. Die Körperfunktionen werden maßgeblich von den Drüsen des endokrinen Systems beeinflusst, da diese die Hormone regulieren, die Sie jung, gesund und emotional stabil halten.
Die Einatmung besteht aus vier gleich langen Teilen und die Ausatmung erfolgt in einem Zug. Traditionell wird diese Atemform im Yoga auch für die allgemeine Selbstheilung und zur Linderung von Depressionen eingesetzt.

- Setzen Sie sich in den Schneidersitz oder eine andere bequeme, aufrechte Sitzhaltung und legen Sie die Hände mit nach oben gerichteten Handflächen auf die Knie.
- Atmen Sie in vier gleichen Teilen ein – jede Phase ist ein kurzes »Schnüffeln« – und bringen Sie dabei den Daumen mit jeweils einem Finger zusammen, so wie bei der »Kirtan Kriya« (siehe S. 120 ff.) beschrieben.
- Denken Sie »SA«, während Sie Daumen und Zeigefinger zusammenbringen, »TA« bei Daumen und Mittelfinger, »NA« bei Daumen und Ringfinger und »MA« bei Daumen und kleinem Finger.
- Ziehen Sie bei jedem »Schnüffeln« den Nabelpunkt ein kleines Stückchen weiter nach innen.

- Atmen Sie dann in einem einzigen langen Atemzug aus. Währenddessen liegen die Hände offen und entspannt auf den Knien und die innere Stimme schweigt.
- Meditieren Sie auf diese Weise drei Minuten lang. Erhöhen Sie die Zeit täglich um eine Minute, bis Sie bei sieben Minuten angelangt sind, und behalten Sie diese Zeit eine Woche lang bei. Wenn Sie möchten, erhöhen Sie schrittweise die Dauer weiter um jeweils eine Minute bis längstens 31 Minuten.

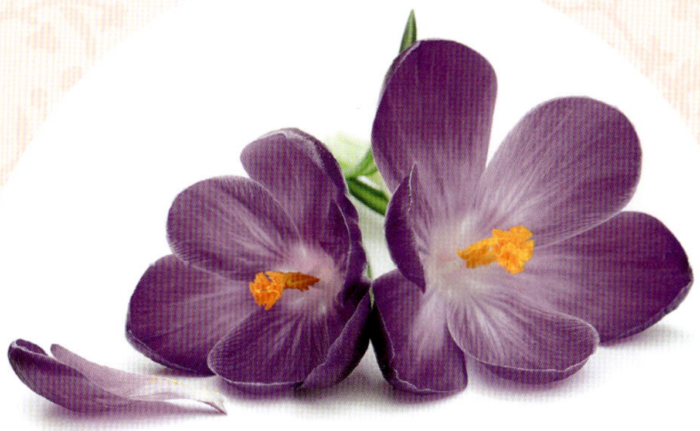

3. Meditation für Dankbarkeit

Dankbar sein? Wofür denn? Das fragen Sie sich vielleicht, wenn alle Frauen um Sie herum schwanger werden und nur Sie selbst Monat für Monat enttäuscht werden. Jedes Mal rückt das Wunschbaby wieder in weite Ferne. Verständlicherweise verlieren Sie im Laufe der Zeit Geduld und Gelassenheit, obwohl Sie wissen, dass solche Empfindungen eigentlich gute Voraussetzungen für eine Empfängnis wären. Ein Teufelskreis – Sie geraten in eine quälende emotionale Schieflage und bekommen Angst, obwohl diese in der Kinderwunschzeit wenig hilfreich ist. Was tun? Versuchen Sie es mit Hingabe, Dankbarkeit und positivem Denken, indem Sie Ihre Aufmerksamkeit auf das richten, was gut und schön in Ihrem Leben ist. Vielleicht ist das eine liebevolle, unterstützende Partnerschaft. Oder gute Freunde, auf die Sie zählen können. Möglicherweise haben Sie auch einen tollen Beruf, der Ihnen Spaß macht, und genug Geld, um ein sorgenfreies Leben zu führen. Oder Sie haben eine robuste Gesundheit und einen fitten Körper. In jedem Leben lassen sich Gaben finden, Geschenke, die Sie wertschätzen können. Dankbarkeit können Sie auch für die Herausforderungen und Krisen empfinden, durch die Sie gereift sind und die Sie letztlich zu dem Menschen gemacht haben, der Sie heute sind. Entwickeln Sie Dankbarkeit und lassen Sie sich beschenken!

- Setzen Sie sich für diese Meditation einfach in den Schneidersitz und legen Sie die Hände entspannt auf die Knie.
- Lassen Sie den Atem entspannt fließen, ohne ihn zu beeinflussen.
- Das Mantra für diese Meditation lautet »Ek ong kar sat gur prasad – sat gur prasad ek ong kar.« Übersetzt bedeutet es: »Alles, was geschieht, ist ein Segen des Einen Schöpfers. Diese Erkenntnis geschieht durch Gnade.« Es ist ein Mantra aus dem »Jap-ji«, dem Morgengebet der Sikhs, abgefasst in der Gelehrtensprache Gurmukhi, das mit dem Sanskrit verwandt ist.
- Flüstern Sie das Mantra oder wiederholen Sie es stumm in Gedanken. Alternativ können Sie es mit einer Yoga-CD auch mitsingen.

- Stellen Sie sich vor, wie Sie mit Segnungen überhäuft werden, die in Form eines Sternschnuppenregens vom Himmel fallen. Glitzernde Sterne sinken auf Sie herab, umhüllen Sie wie ein Umhang aus Sternenstaub. Fühlen Sie sich beschenkt mit Gesundheit, Glück, Wohlstand, innerem Reichtum. Spüren Sie, wie alles Gute zu Ihnen kommt und wie Sie bereit sind zu empfangen.
- Meditieren Sie auf diese Weise fünf bis elf Minuten.
- Beenden Sie die Rezitation des Mantras und werden Sie sich der Segnungen Ihres Lebens bewusst. Schauen Sie sich voller Dankbarkeit Ihre Geschenke an.

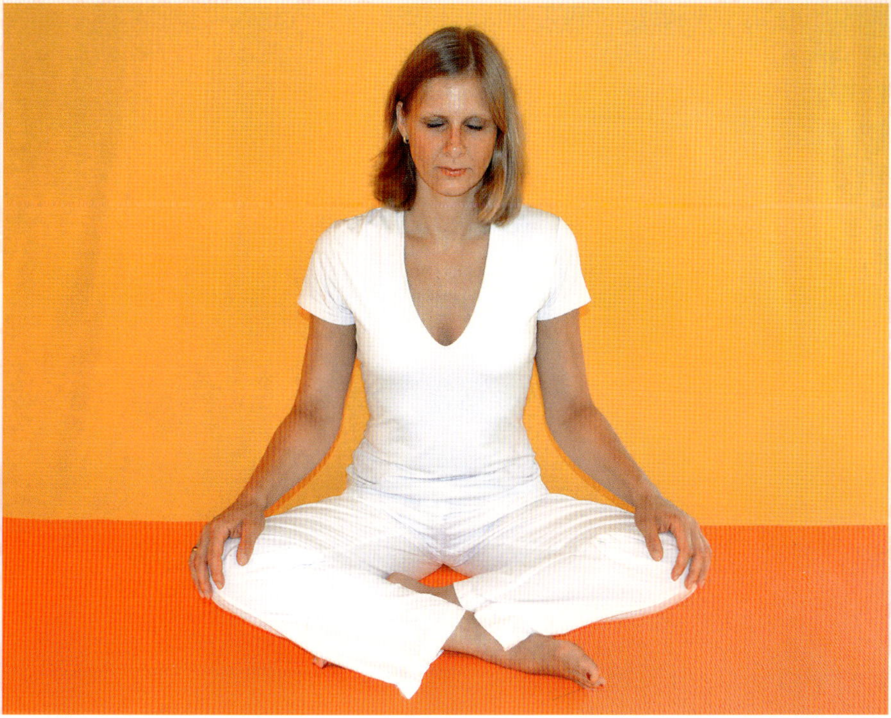

4. Achtsamkeitsübung: Jeder Tag ist ein Geschenk

Starten Sie mit einer Achtsamkeitsübung bewusst in den Tag. Wenn Sie morgens erwachen, segnen Sie sich selbst mit folgenden Worten: »Gesegnet sind meine Hände, die so viel für mich und andere tun, und gesegnet sind meine Füße, die mich zuverlässig tragen. Gesegnet ist auch mein Kopf, der für mich denkt, und gesegnet ist mein Herz, das für mich fühlt und schlägt. Ich segne meinen ganzen Körper, der in vollkommener Harmonie ist.«
Machen Sie diese Übung täglich für mindestens 40 Tage. Sie wird in Ihnen ein Gefühl von Dankbarkeit und Zufriedenheit erzeugen. Damit können Sie innere Harmonie kreieren, unabhängig von den äußeren Umständen. Wer sich inständig nach einem Kind sehnt, der macht sich leicht emotional von der Wunscherfüllung abhängig, wird unzufrieden und überempfindlich. Liebe an sich selbst zu verschenken, erzeugt jedoch im Herzen ein harmonisches Kraftfeld. Innere Harmonie führt zu einem zufriedenen Leben und hat die Kraft, wie ein Magnet alles Gute in Ihr Leben zu ziehen.

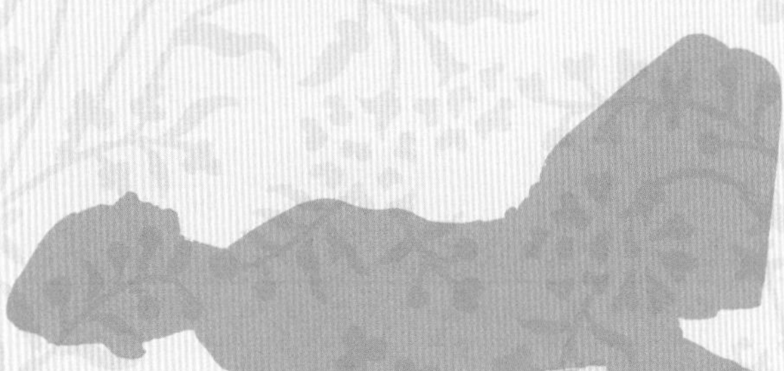

5. Atemmeditation für das emotionale Gleichgewicht

Sie können nicht aus Ihrer Haut, aber Sie können die Energie Ihres Körpers und Ihre Stimmung beeinflussen. Wenn Sie sich angespannt und neurotisch fühlen, atmen Sie hauptsächlich durch das rechte Nasenloch; wenn Sie traurig und deprimiert sind, atmen Sie besonders durch das linke Nasenloch. Am linken Nasenloch endet ein Hauptenergiekanal mit Namen Ida, der entlang der Wirbelsäule verläuft und mit der Mondenergie, der intuitiven, gefühlsbetonten Kraft, verbunden ist. Bei der Atmung durch das rechte Nasenloch stimulieren Sie einen Hauptenergiekanal namens Pingala, der rechts der Wirbelsäule liegt und Sonnenenergie führt, die rationale, handlungsorientierte Kraft. Normalerweise ändert sich die Nasenlochdominanz alle zweieinhalb Stunden, ein Phänomen, das die Medizin schon länger entdeckt hat, ohne dafür eine wissenschaftliche Erklärung zu finden. Die Yogis erklären es mit dem energetischen Zustand, der sich in einem gesunden Organismus selbst steuert und ausgleicht. Wenn Sie jedoch in einer Stimmung feststecken, können Sie Ihr emotionales Gleichgewicht wiederfinden, indem Sie trainieren, bewusst durch das jeweils andere Nasenloch zu atmen.

- Setzen Sie sich in eine bequeme Meditationshaltung mit geradem Rücken.
- Schließen Sie die Augen und entspannen Sie die Schultern.
- Legen Sie die Hände im Gyan Mudra, Daumen und Zeigefinger zusammen, auf die Knie.
- Konzentrieren Sie sich auf den Atem an der Nasenspitze und beobachten Sie drei Minuten lang, durch welches Nasenloch Sie vermehrt atmen.
- Wenn Sie zu wissen glauben, welches Nasenloch dominant ist, konzentrieren Sie sich darauf, dies zu ändern – nur durch die Kraft Ihrer Gedanken.
- Falls das mental zu schwierig ist, nehmen Sie die Finger zu Hilfe: Halten Sie das bislang aktivere Nasenloch mit dem Daumen oder Zeigefinger zu.
- Üben Sie drei Minuten lang. Erhöhen Sie die Zeit täglich ein wenig auf bis zu elf Minuten.

BEWUSSTE EMPFÄNGNIS DURCH ENTSPANNUNGS-HALTUNGEN, TRAUMREISEN UND VISUALISIERUNG

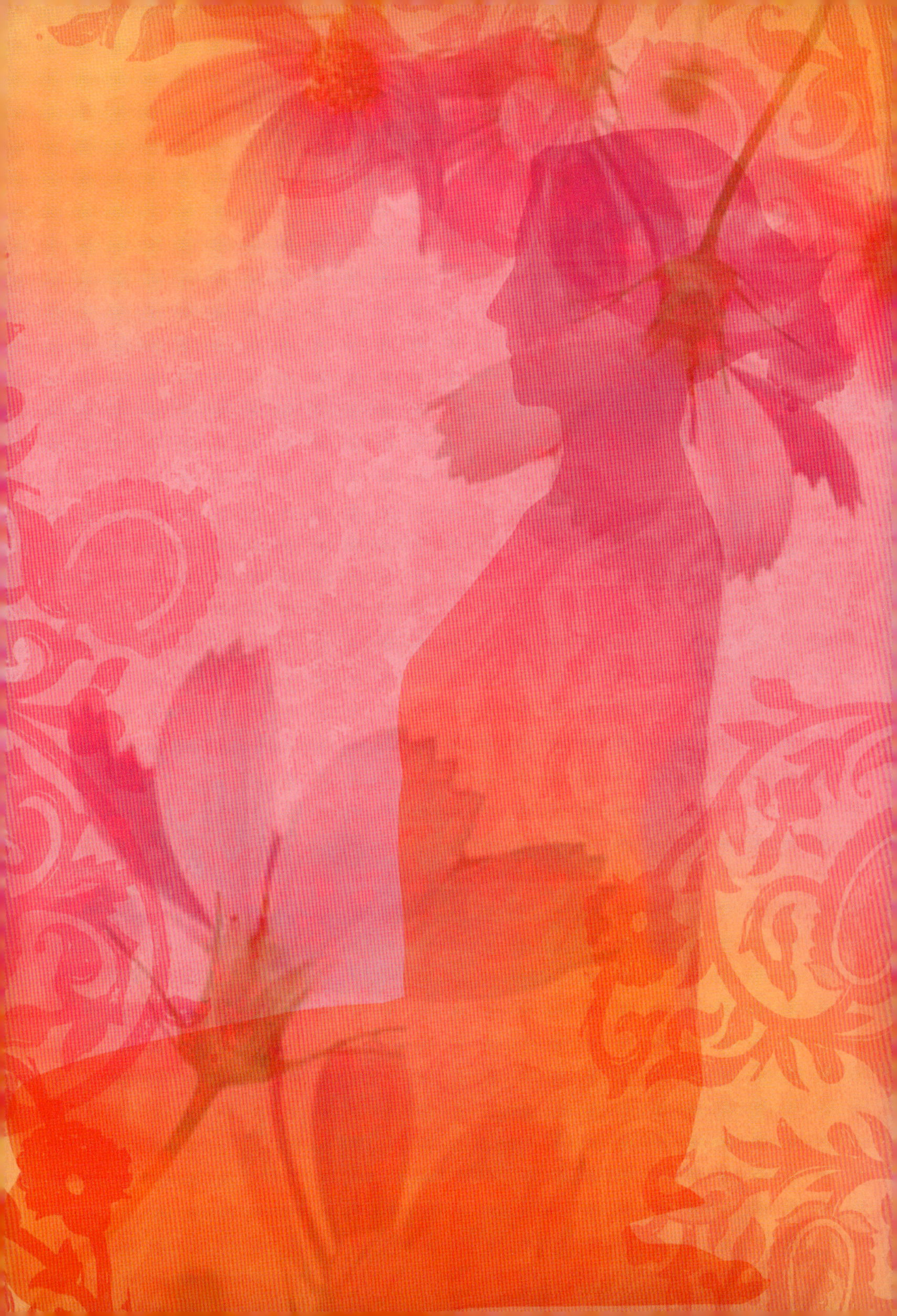

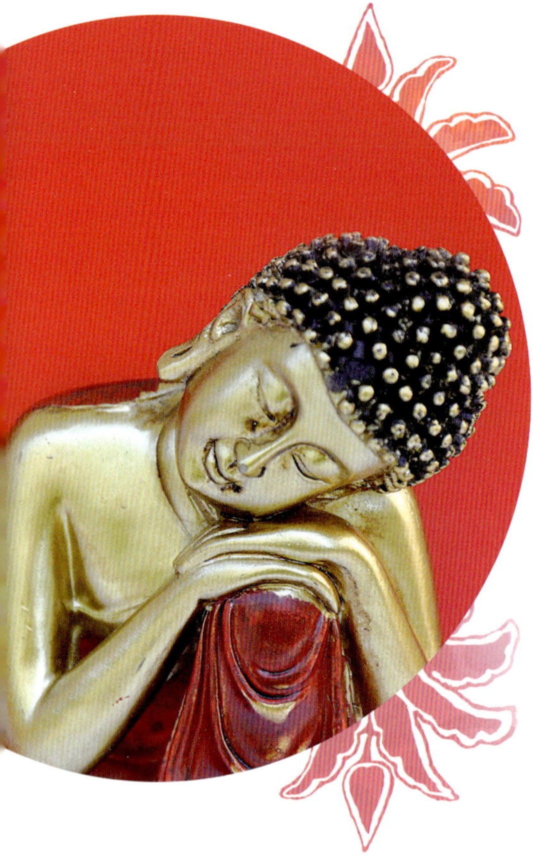

Seelenwanderung und das Prinzip des Karma

Die yogische Philosophie der Seelenwanderung geht davon aus, dass die Seele des Kindes von der Konstitution der Mutter angezogen wird. Die Seele des Babys wählt eine Situation, in der sie wachsen und lernen kann. Daher sagt man, Kinder suchen sich ihre Eltern aus. Die Anziehungskraft, die die Seele einen Körper wählen lässt, wird in der Hauptsache vom geistigen Zustand der Mutter beeinflusst, aber auch vom Vater, den Lebensumständen der Familie, der Umgebung und der Zeit.

Das nennt man Prinzip des Karma. Der Begriff Karma basiert auf dem Sanskritwort »karman« und bedeutet Wirken, Tat. Es ist ein spirituelles Konzept, das darauf beruht, dass jede Handlung, jedes Wort und jeder Gedanke eine Folge hat, die zwar nicht unweigerlich sofort, bald oder noch in diesem Leben eintritt, aber sich bestimmt in einem der nächsten Leben manifestiert. Es ist ein Prinzip von Aktion und Reaktion. Karma entsteht nicht durch eine göttliche Beurteilung, durch Gnade oder Strafe, sondern durch die logische Konsequenz von Taten.

Die Lehre des Karma ist mit dem Kreislauf der Wiedergeburt verbunden und knüpft an das Ursache-Wirkungs-Prinzip über mehrere Leben hinweg an. Nicht nur »schlechtes« Karma führt zur Wiedergeburt, sondern auch »gutes« – erst wenn gar kein Karma mehr erzeugt wird, geht die Seele nach yogischer Denkweise ins Nirwana ein, den göttlichen Zustand des All-Eins-Seins.

Bewusste Empfängnis

Die Yogaphilosophie besagt, dass die Frau bei der Empfängnis Körper und Seele öffnet, damit ein Lebewesen auf die Erde kommen kann. Dazu muss sie sich in einem höchst entspannten Zustand befinden und der Sex mit ihrem Mann sollte sehr liebevoll und meditativ sein. Aus yogischer Sicht beginnt Sex nicht erst im Schlafzimmer, sondern bereits im Wohnzimmer und setzt sich im Bett fort. Basis einer bewussten Empfängnis ist eine unterstützende, harmonische Paarbeziehung, in der beide viel miteinander sprechen, meditieren und sich wohlfühlen. Missverständnisse und Unstimmigkeiten sollten ausgeräumt werden. Es sollte auf beiden Seiten die Bereitschaft bestehen, zu kommunizieren und eine Balance von Geben und Nehmen zu finden. Vertrauen, Offenheit und ein zärtlicher Umgang miteinander sind Voraussetzungen für eine bewusste Empfängnis. Beide dürfen sich im Liebesspiel viel Zeit lassen, um miteinander zu verschmelzen und diese Erfahrung zu genießen. (Siehe dazu auch mein Buch »Erfüllter Sex mit Yoga«.)

Der 120. Tag

Viele Seelen warten darauf, wieder zu inkarnieren, um sich weiterzuentwickeln und ihr Schicksal zu erfüllen. Doch in der ersten Zeit nach der Empfängnis, in der Frühschwangerschaft, ist die Seele, die von der künftigen Mutter angezogen wurde, noch nicht in die Zellen eingezogen. Es besteht nur eine lockere Verbindung, denn das magnetische Feld der Erde hat noch keinen anhaltenden Einfluss auf die Seele. Nicht selten besteht sogar eine lockere Verbindung zu mehreren Seelen. Das klärt sich, je länger die Schwangerschaft besteht.
Manche Frauen haben nach der Empfängnis oder sogar schon eine ganze Weile zuvor Visionen von ihrem Kind. Ich persönlich hatte auf dem europäischen Yogafestival 1996, zu einem Zeitpunkt, als ich noch gar nicht daran dachte, ein zweites Kind haben zu wollen, einen höchst lebendigen und eindrucksvollen Traum von einem Baby. Es geschah während eines »Orakeltages« allein in den Wäldern. Ich träumte von einem zuckersüßen blonden Jungen, der Elias hieß. Genau ein Jahr nach dieser Vision wurde mein Sohn geboren. Aufgrund der astrologischen Konstellation der Sterne bei seiner Geburt erhielt er einen spirituellen Namen, der übersetzt »Geschenk des Himmels« heißt. Und das ist er tatsächlich ...
Während der ersten vier Monate nach der Zeugung entscheidet sich also, welche

Seele endgültig in den Körper einzieht. Das bedeutet, wenn die werdende Mutter an sich arbeitet und sich weiterentwickelt, wenn sie sich mit Fruchtbarkeitsyoga positiv verändert, kann sie eine Seele anziehen, die mehr in Harmonie mit ihrem Charakter ist. Weiter Yoga zu üben, versorgt das werdende Kind besonders intensiv mit Prana, der essenziellen Lebensenergie, die wir durch Atem sowie Nahrung, Wasser, Licht und Gedanken aufnehmen. Es kann auch sein, dass die Seele/n sich doch dagegen entscheidet/n, in den werdenden Körper zu inkarnieren, dann kommt es zu einer Fehlgeburt. Das bedeutet nicht, dass Sie etwas falsch gemacht haben – es passte nur aus irgendeinem Grund zu diesem bestimmten Zeitpunkt nicht.

Am 120. Tag zieht die Seele in den Körper ein. Ab diesem Zeitpunkt wird das Kind von der Mutter beeinflusst, die Schwingungen auf das Baby überträgt, wodurch sein Unterbewusstsein geprägt wird. In der restlichen Schwangerschaft kann das Karma des Kindes erleichtert werden, wenn die Mutter selbstlos handelt und sich spirituell und geistig weiterentwickelt.

Entspannung will gelernt sein

Neben Yogaübungen und Meditationen gibt es einen weiteren wichtigen Bereich – die bewusste Entspannung. Entspannungshaltungen bauen emotionalen und geistigen Stress ab und führen zu einem tiefen Wohlgefühl im Hier und Jetzt. In der Tiefenentspannung aktiviert der Körper Selbstheilungskräfte, die das Hormonsystem ausbalancieren. Es ist erwiesen, dass Frauen, die unter großem Stress leiden, manchmal keinen Eisprung haben. Der Körper »denkt«, er befände sich in einer höchst bedrohlichen Situation, daher konzentriert er sich auf seine wesentlichen Funktionen und aktiviert das Überlebensschema – für »Luxus« wie Fortpflanzung sind dann keine Ressourcen mehr da. Dies wirkt sich umso negativer aus, wenn zusätzlich emotionaler Stress aus dem Gedanken heraus entsteht, dass es zu keiner Schwangerschaft kommt, obwohl Sie es schon so lange probieren, dabei doch »alles richtig machen« und keine medizinische Unfruchtbarkeit nachgewiesen wurde. Aus diesem Teufelskreis können Sie aussteigen – mit Yoga und bewusster Entspannung.

Entspannung ist kein Luxus, den Sie sich nur leisten dürfen, wenn Sie viel Zeit oder gerade nichts Besseres zu tun haben, sondern eine regelmäßige Übung. Gerade wenn Sie ein Mensch sind, der dazu neigt, zu verkrampfen und die Anspannung im Körper festzuhalten, anstatt sie durch sich hindurchfließen zu lassen, bedarf Entspannung der Übung! Nur, weil Sie es mehr oder weniger schaffen, jede Nacht einigermaßen gut zu schlafen, bedeutet das nicht, dass Sie richtig entspannen können. Männer haben dabei meist einen natürlichen Vorteil, da viele von ihnen abschalten können (Ausnahmen bestätigen auch hier die Regel). Frauen neigen oft dazu, ihre Probleme und Sorgen mit ins Bett zu nehmen und über sie nachzugrübeln, obwohl sie sich eigentlich nach Erholung und Abstand sehnen. Das führt zu Albträumen und Schlafstörungen. Doch Schlaf ist nicht dasselbe wie bewusste Tiefenentspannung. Schlaf gilt bei den Yogis als Zustand der Nichtbewusstheit, während im Zustand der tiefen geistigen und körperlichen Entspannung auf dem schmalen Grat zwischen Wachen und Schlafen balanciert wird. In diesem »Nidra«-Zustand können Anspannungsmuster gelöst werden, was mithilfe des EEG nachgewiesen wurde. Das Gehirn befindet sich zunächst in einem leichten Entspannungszustand mit Alpha-Wellen und produziert mit fortschreitender Übung Theta-Wellen, die bei Meditation und tiefer Entspannung gemessen werden können. Manche Yogis schaffen es sogar, sich binnen kurzer Zeit willentlich in den Delta-Zustand von Trance oder Tiefschlaf zu versetzen.

Wer regelmäßig tief entspannt, senkt den Stresspegel, fördert erholsamen Schlaf und reaktiviert die natürliche Fruchtbarkeit.

»Der Geist ist der Affe, der am Steuer sitzt«

Bei allen Entspannungshaltungen geht es einerseits darum, den Körper loszulassen, andererseits, die Gedanken zu entspannen. Beobachten Sie Ihre Gedanken von einer neutralen Warte aus, lassen Sie sie kommen und gehen, aber halten Sie sie nicht fest. Das kann zu Beginn schwierig sein, wenn Sie dazu neigen, sich in wiederkehrenden Gedankenmustern zu verstricken, weil Sie sich mit Ihrem Geist, dem Ego, identifizieren. Anstatt zu entspannen, liegen Sie vielleicht unbehaglich auf dem Boden und schaffen es nicht, die Gedanken zu stoppen, die dafür sorgen, dass Sie sich nur noch schlechter fühlen. Die Yogis sagen dazu »Der Geist ist der Affe, der am Steuer sitzt«.

Was bedeutet das? Stellen Sie sich vor, Sie planen eine Autofahrt, haben ein Ziel klar vor Augen; die Route steht fest, der Tank ist voll und der Wagen gewartet. Sie haben Proviant eingepackt, sind ausgeruht und guter Dinge. Als Sie in den Wagen steigen, braust der Fahrer los. Erst geht alles ganz gut, dann bemerken Sie, dass er wie ein Verrückter fährt, über die Gegenfahrbahn rast, Unfällen nur knapp entgeht, dann wieder durch die Gegend schleicht. Sie stellen fest, dass statt des bestellten Fahrers ein Affe am Steuer sitzt, der zwar den technischen Vorgang des Autofahrens beherrscht, aber all Ihre Anweisungen und Bitten ignoriert, Umwege fährt oder plötzlich anhält, um ein Nickerchen zu machen. Kurz, er macht, was er will, nicht, was Sie wollen. Würden Sie so einen Fahrer auf Dauer tolerieren? Nein – bei erstbester Gelegenheit würden Sie ihn des Wagens verweisen.

Doch unser Geist funktioniert manchmal in ähnlicher Weise. Wir meinen, ihn im Griff zu haben, wir glauben, dass unser Geist uns dient, mehr noch, wir glauben, dass wir unser Geist SIND. Das bedeutet, dass wir uns mit diesem Affen fälschlicherweise identifizieren. Wir glauben, dass unser Denken und Fühlen unser Wesen ausmacht und die Essenz unserer Identität bildet. Doch das Gegenteil ist der Fall.

Ihr Geist macht in vielen Fällen was ER will, indem er Sie in Gedankenstrudel hineinzieht und zermürbenden Grübeleien aussetzt, zum Beispiel, warum das Baby nun ausgerechnet bei Ihnen auf sich warten lässt, wo doch bei allen anderen alles klappt, was Sie falsch gemacht haben könnten, was Sie verändern müssten usw. Dann liegen Sie schlaflos im Bett, wälzen sich wie zerschlagen hin und her, entwickeln Schuldgefühle oder Groll gegen Ihren Partner, die Ärzte, sich selbst, fühlen sich schlecht, sind unglücklich und deprimiert. Und alles nur, weil Sie dem Affen, der am Steuer sitzt, vertraut haben. Die Yogis raten stattdessen: »Glaube nicht alles, was du denkst.«

Im ersten Schritt geht es darum, zu erkennen, dass Sie nicht dieser Geist, nicht diese Gedanken sind: Es gibt einen wahren Wesenskern, der unbeeindruckt vom Geplapper eines Geistes ist, welcher unentwegt meint, Ihnen die Welt erklären zu müssen. Dies ist »SAT NAM«, die wahre Identität – es ist das, was Sie wirklich ausmacht.

Den Affen zu zähmen, den Geist zu bändigen, ist das wahre Ziel des Yoga. Wenn Sie es schaffen, das fortwährende Gerede des Geistes einen Moment zum Verstummen zu bringen, haben Sie einen Zipfel davon erhascht, was man »Shunia« nennt – Leere. Und diese Leere, dieses Schweigen, ist so köstlich, dass Sie mehr davon haben wollen, wenn Sie es einmal erlebt haben.

Im ersten Schritt geht es darum, innerlich einen Schritt zurückzutreten und sich die Gedanken von einem neutralen Standpunkt aus anzuschauen. Halten Sie Abstand zu sich selbst – so wie ein außenstehender Betrachter dies tun würde. Dann geben Sie Ihrem Geist etwas Einfaches, aber Stetiges zu tun: Denken Sie ein Mantra. »SAAAT« beim Einatmen, »NAAAM« beim Ausatmen. Immer wieder. Füttern Sie den Affen. Wenn das

Mantra zu einfach wird und der Geist im Hintergrund fortwährend Gedanken produziert, nehmen Sie ein anderes, zum Beispiel das Mul Mantra (links steht das zu denkende Mantra in Lautschrift, rechts die Übersetzung):

Der Legende nach soll dieses Mantra von Nanak, einem der zehn Sikh-Gurus, ausgesprochen worden sein, nachdem er aus einer dreitägigen Trance unter Wasser erleuchtet erwachte.
Wiederholen Sie das Mantra still für sich und befreien Sie sich damit von dem Joch unerwünschter Gedanken.

EK	Eins
ONG	ist die kosmische Schwingung
KAR	mit der Schöpfung.
SAT NAM	Dies ist auch mein wahres Wesen.
KARTA PURKH	Entstanden ist alles
NIRBAO NIRVER	ohne Angst, ohne Zorn,
AKAL MURAT ADJUNI	ohne Tod oder Geburt,
SEIBHANG	aus sich selbst heraus leuchtend.
GURPRASAD JAP	Diese Erkenntnis ist ein Geschenk der Meditation.
AD SATSCH	Sie ist die ursprüngliche Wahrheit,
DJUGAD SATSCH	die Wahrheit durch alle Zeitalter,
HEIBHIE SATSCH	die jetzige Wahrheit,
NANAK HOSIE BHI SATSCH	und, Nanak, sie wird immer Wahrheit sein.

Entspannungshaltungen

Entspannen Sie täglich in einer der nachfolgend beschriebenen Positionen für mindestens elf bis 20 Minuten. Damit eine Frau intuitiv ist, sollte sie mindestens einmal am Tag, besser sogar zweimal, auf diese oder eine andere Weise entspannen. Nur wenn eine Frau entspannt ist, ist sie intuitiv und so nervenstark, sodass sie ihr höchstes Potenzial leben und eine gute Partnerin und Mutter sein kann. Das sagten schon die alten Yogis.
»Schatz, ich muss mich nun entspannen – ich tue es nur für uns« – gibt es ein besseres Argument, um sich täglich seiner Entspannung zu widmen?

1. Entspannung in der Rückenlage

- Legen Sie sich auf Ihre Yogamatte, einen Teppich oder eine Decke. Der Raum sollte angenehm warm und gut gelüftet sein. Decken Sie sich mit einer leichten Decke zu. Strecken Sie die Beine aus und schieben Sie sie etwa einen halben Meter auseinander, um Rücken und Becken gut entspannen zu können. Spüren Sie, wie die Bauchdecke sich hebt und senkt.
- Legen Sie die Hände auf den Unterleib und schicken Sie die Aufmerksamkeit dorthin. Lenken Sie den Atem achtsam in Gebärmutter und Beckenorgane. Beim Einatmen hebt sich der Bauch, beim Ausatmen sinkt er ein. Lassen Sie den Atem in seinem natürlichen Tempo ein- und ausströmen, versuchen Sie nicht, ihn zu beeinflussen und vertrauen Sie sich stattdessen seinem Rhythmus an.
- Spüren Sie die Schwerkraft der Erde. Lassen Sie sich tragen. Die Erde trägt Sie – nehmen Sie wahr, wie mehr und mehr Spannungen von Ihnen abfallen.
- Vielleicht möchten Sie eine sanfte Entspannungsmusik hören, die Ihnen hilft, noch besser abzuschalten. Oder Sie stellen sich vor, dass die Gedanken vorbeiziehen wie Wolken am Himmel. Wann immer ein Gedanke kommt, schauen Sie ihn sich an und lassen ihn mit dem nächsten Atemzug weiterziehen.
- Es geht nicht darum, ein Nickerchen zu machen! Sie sollten stattdessen versuchen, auf der Schwelle zwischen Wachen und Schlafen zu balancieren, auch wenn es vielleicht verlockend erscheint, einzuschlafen.

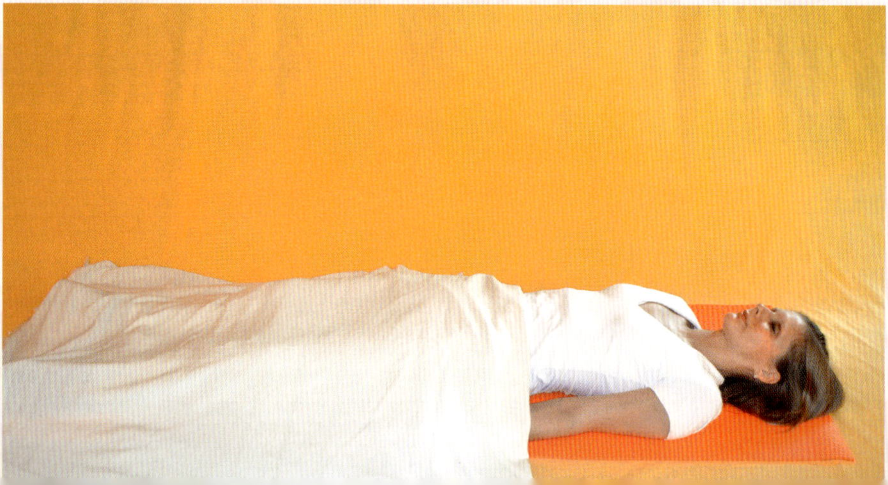

2. Entspannung in der Bauchlage

- Legen Sie sich auf den Bauch – die Unterlage sollte weich genug sein, um keine Rückenschmerzen zu bekommen. Drehen Sie den Kopf entweder zur Seite oder winkeln Sie die Arme an, um mit den Händen eine Art Kissen für den Kopf zu bilden. Schieben Sie die Oberschenkel leicht auseinander, die Fersen fallen nach außen und die Zehen berühren einander. Nehmen Sie Kontakt auf zur Erde.
- Spüren Sie, an welchen Stellen der Körper auf dem Boden ruht und wo Luft ist zwischen Körper und Erde. Atmen Sie bewusst in den Bauch und fühlen Sie, wie der Bauch beim Einatmen gegen den Boden drückt. Senden Sie den Atem zugleich in Rücken und Schultern und nehmen Sie wahr, wie Sie tiefer und tiefer entspannen.
- Eine angenehme Entspannungsmusik unterstützt das Loslassen.

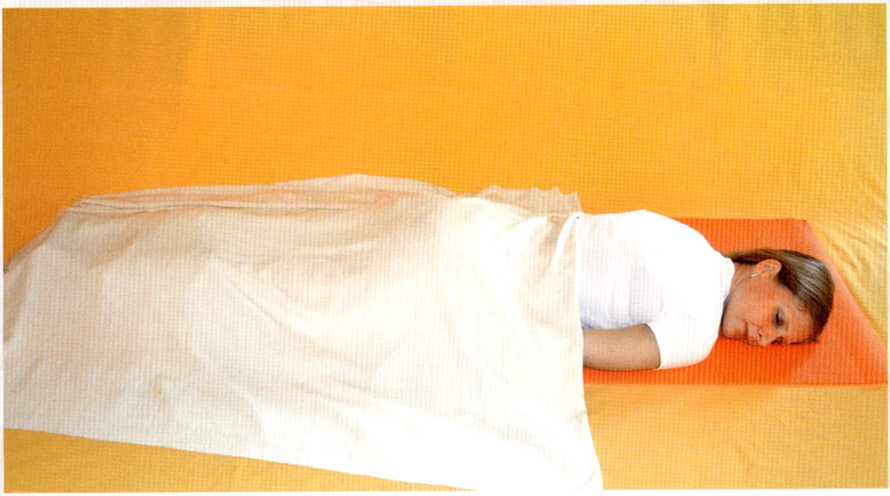

3. Entspannung in Gurpranam

- Legen Sie ein bis zwei Decken bereit und setzen Sie sich auf die Fersen. Wenn es unbequem ist, legen Sie eine gefaltete Decke zwischen Unter- und Oberschenkel oder setzen Sie sich auf ein Meditationskissen. Im Hintergrund läuft Meditationsmusik.
- Während Sie sich vorbeugen, ziehen Sie eine Decke über Ihren Rücken. Neigen Sie sich nach vorn, bis die Stirn den Boden berührt, und strecken Sie die Arme lang nach vorne aus, die Handflächen liegen aneinander.
- Diese Stellung wirkt zugleich spannungslösend und stimulierend auf die weiblichen Unterleibsorgane. Zudem entspannt und stärkt sie das Nervensystem. Wenn Sie ein unangenehmes Druckgefühl verspüren, öffnen Sie die Knie etwas, sodass die Oberschenkel weniger an den Bauch gepresst werden.
- Stellen Sie sich vor, wie der Atem an der Basis der Wirbelsäule beginnt und zum Scheitelchakra emporströmt und beim Ausatmen vom Kopf zur Lendenwirbelsäule hinabfließt.
- Bleiben Sie einige Minuten in dieser Position und beobachten Sie den Fluss des Atems. Zum Beenden stützen Sie sich mit den Händen ab, während Sie sich aufrichten – vorsichtig, denn Ihnen kann ein wenig schwindelig werden.

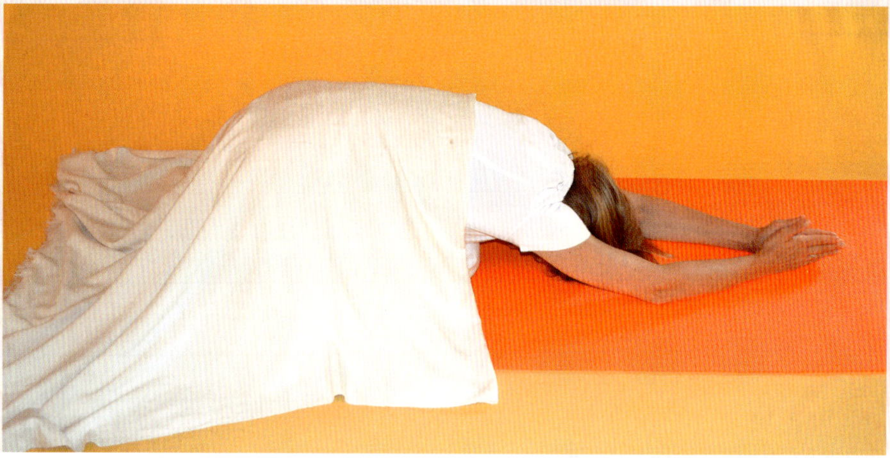

4. Entspannung in der Babyposition

- Setzen Sie sich in den Fersensitz, beugen Sie sich nach vorne und legen Sie die Stirn auf den Boden. Nehmen Sie die Hände neben die Fersen, indem Sie die Arme nach hinten strecken. Die Handflächen zeigen nach oben, die Finger sind leicht eingerollt. Machen Sie sich ganz klein und rund. Die Knie sind entweder geöffnet oder geschlossen.
- Lauschen Sie Ihrem Atem und/oder der Entspannungsmusik und lassen Sie für einige Minuten alles los.
- Diese Entspannungsposition ist besonders wohltuend für den Rücken.

Frauen sollten regelmäßig eine Visualisierungsübung machen, um ein liebevolleres Verhältnis zu ihrer Gebärmutter aufzubauen, dem künftigen Heim ihres Babys. Stellen Sie sich in einer der Entspannungshaltungen vor, dass Ihr Baby genauso gern zu Ihnen kommen möchte, wie Sie selbst wollen, dass es geboren wird. Malen Sie sich die Besonderheit Ihrer Beziehung aus und sagen Sie sich, dass Ihr Warten aufeinander eine Ausdehnung der Schwangerschaft nach vorn ist – eine Art Vorspiel. Es macht nichts, wenn Ihr Kind noch etwas Zeit braucht, bevor es zu Ihnen kommt, und es ist gut, dass Sie sich noch etwas vorbereiten können.

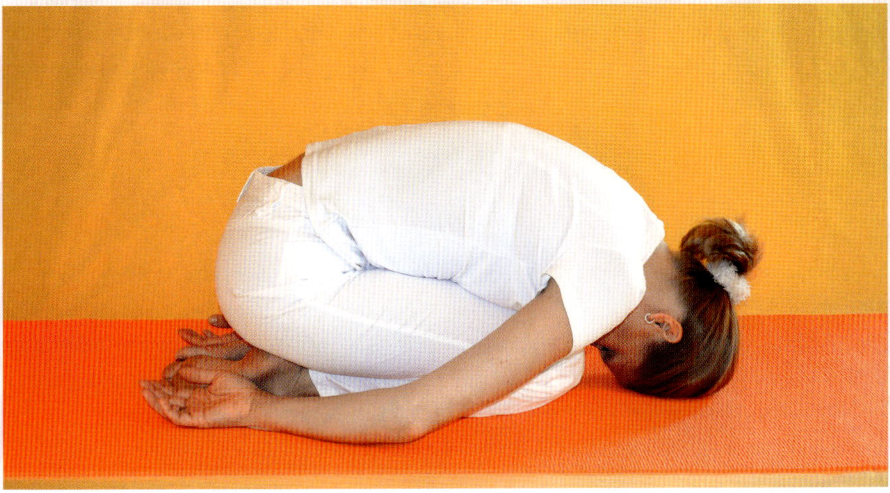

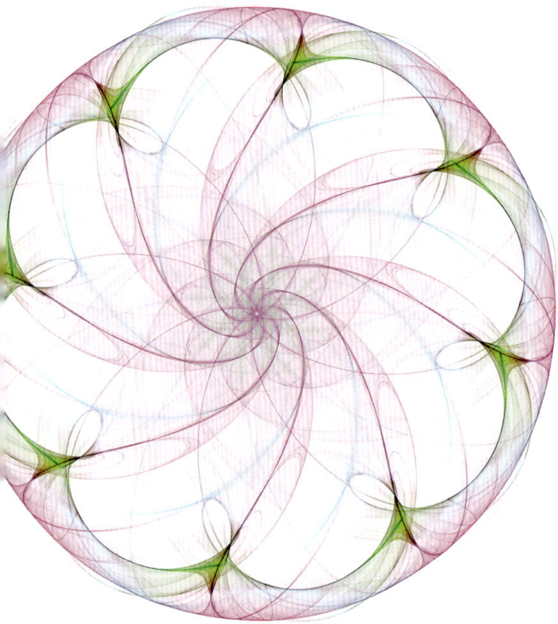

Visualisierung des Kinderwunsches

Traumreisen und Visualisierungen helfen bei der Erfüllung des Kinderwunsches. Was uns innerlich bewegt, hat seinen Anlass im Äußeren und umgekehrt.
Erlebnisse des Tages fließen in nächtliche Träume ein und werden im Schlaf verarbeitet. Zudem nehmen wir die äußere Welt durch den Filter unserer inneren Haltung wahr. Wir erschaffen uns unsere eigene Realität durch die Art und Weise unserer Wahrnehmung. Es gibt keine objektive Wahrheit, denn jeder sieht die Welt und alle Dinge durch die eigene Brille der Subjektivität.

Bewusst gestaltete Traumreisen bieten die Möglichkeit, die Innenwelt zu erkunden und zu gestalten, um vielleicht neue Wege zu finden, um mit einer möglicherweise negativ erlebten Realität anders umzugehen, um Geschehnisse umzudeuten. »Every revolution begins in a self«, sagte Toni Cade Bambara, eine US-amerikanische schwarze Feministin: »Jede Revolution beginnt in einem Selbst.«

In der nachfolgenden Traumreise wird der Energiefluss in den Energiezentren, den Chakras, angeregt. Chakras, wie bereits dargelegt, sind psychoenergetische Zentren, rotierende Energiewirbel im psychischen und physischen Körper. Mit dieser Traumreise wirken Sie harmonisierend auf Ihre Vitalfunktionen ein und beleben Drüsen- und Hormonsystem.
Am sinnvollsten ist es, wenn Ihnen die Anleitung von einer Person, die Sie mögen und der Sie vertrauen, vorgelesen wird. Vielleicht von einer Freundin/einem Freund oder von Ihrem Partner/Ihrer Partnerin – daher ist der Text in der Du-Form abgefasst. Oder Sie nehmen die Anleitung selbst auf und spielen sie dann ab.
Planen Sie genügend Zeit ein – etwa 20 Minuten –, in der Sie ungestört sind. Wenn gewünscht, lassen Sie leise Entspannungsmusik im Hintergrund laufen.

1. Traumreise durch die Chakras

Lege dich ganz bequem auf deine Yogamatte, einen Teppich oder eine Matratze, der Körper ist in Rückenlage ausgestreckt. Vielleicht magst du dir ein kleines Kissen unter den Kopf legen. Decke dich gut zu, damit dir während der Chakrareise nicht kühl wird. Schiebe die Beine etwas auseinander, sodass die Oberschenkel einander nicht berühren. Die Füße fallen locker und entspannt zur Seite. Die Arme liegen abseits vom Körper, mit den Handflächen nach oben gerichtet, die Finger sind leicht eingerollt. Schließe die Augen und lasse sie bis zum Ende der Übung geschlossen.

Nimm den ganzen Körper wahr. Nimm die Berührung von Körper und Boden wahr. Spüre, an welchen Stellen der Körper den Boden berührt und wo Luft ist zwischen Körper und Boden. Spüre, wie die Fersen den Boden berühren, die Waden, die Rückseite der Oberschenkel, der Po, einzelne Teile des Rückens, die Schulterblätter, die Armrückseiten, Handrücken, nimm wahr, wie Nacken und Hinterkopf auf dem Boden liegen.

Lass los. Lass das Gewicht deines Körpers in den Boden sinken. Die Erde trägt dich. Lass dich tragen. Spüre, wie du mit jedem Atemzug mehr und mehr Spannung abgibst und dich mehr und mehr zur Erde sinken lässt.

Nimm nun einen tiefen Atemzug und lass mit dem Ausatmen alle Anspannung auf körperlicher Ebene los. Noch einmal – atme tief ein und lass mit dem Ausatmen alle geistige Anspannung los. Atme ein drittes Mal tief ein und lass mit dem Ausatmen alle seelische Anspannung los.

Lass nun den Atem los. Nimm wahr, wie der Bauchnabel sich mit dem Einatmen hebt und mit dem Ausatmen senkt. Versuche nicht mehr, den Atem zu beeinflussen, besonders lang und tief zu atmen, sondern schau einfach dem natürlichen Fluss des Atems zu.

Entspanne. Lass alles los. Der Körper wird sich entspannen, ganz von allein, einfach indem du die Aufmerksamkeit durch den Körper trägst und alle Körperteile wahrnimmst. Mach dir ein Bild von jedem Körperteil und wiederhole gedanklich den Namen.

Berühre mit deiner Aufmerksamkeit die Füße: die Zehen, Fersen, Fußsohlen, Fußgelenke. Nimm die Waden wahr, die Knie, die Oberschenkel. Spüre den Po, das Becken, die Hüften und den Unterleib. Berühre mit der Achtsamkeit den Bauch, die Brust, die Rippen und den Brustkorb. Komm zur Rückseite des Körpers und spüre die linke Seite des Rückens. Spüre die rechte Seite des Rückens. Nimm die Wirbelsäule wahr, Wirbel für Wirbel, vom Steißbein bis zum Kopf. Spüre die Schulterblätter, die Schultern, die Oberarme, Ellbogen, Unterarme, die Hände, jeden einzelnen Finger. Lenke die Aufmerksam-

keit zum Nacken, zum Hals, zum Gesicht. Spüre den Kiefer, den Mund, die Nase, die Wangen, die Augen, die Ohren, die Stirn. Nimm die Kopfhaut wahr, den Kopf, den ganzen Körper, den ganzen Körper, den ganzen Körper.

Sei ganz bei dir. Fühle dich geborgen und eins mit dem Kosmos. Sieh deinen Körper im Geiste vor dir, wie er ruhig, warm und vollkommen entspannt auf dem Boden ruht.

Richte nun die Aufmerksamkeit auf deine Wirbelsäule, auf ihre 26 Wirbel, die wie Perlen einer Kette zusammengefügt sind. Fühle deine Wirbelsäule und gehe zu ihrer Basis. Am unteren Ende siehst du eine Blume aufblühen, mit schönen grünen Blättern, die von Tautropfen bedeckt sind, dort liegt das Wurzelchakra, Muladhara. Das Chakra ist rot, stell dir eine tiefrote Lotosblüte vor mit vier Blütenblättern. Muladhara ist dein Anker, dein festes Stehen in der Welt, deine Basis für Stabilität und innere Stärke. Geh nun etwas höher zum zweiten Chakra, Swadhisthana, zwischen Schambein und Nabel. Du siehst eine orangefarbene Lotosblüte mit sechs Blütenblättern. Swadhisthana bedeutet Freude, Lebenslust, Sinnlichkeit und Schöpfungskraft. Zeugung und Empfängnis liegen hier begründet. Nun betrachte Manipura, dein drittes Chakra, das hinter dem Nabel liegt. Es ist eine Lotosblüte mit zehn goldgelben Blütenblättern. Manipura steht für Selbstbewusstsein, Tatkraft und Mut. Geh entlang der Wirbelsäule etwas höher und sieh Anahata, das Herzchakra, das hinter dem Herzen liegt. Es ist eine Lotosblüte mit zwölf grünen oder rosa Blütenblättern, es symbolisiert bedingungslose Liebe, Mitgefühl und Heilung. Geh höher zur Kehle und betrachte Vishuddha, das Kehlchakra, eine Lotosblüte mit 16 blauen Blütenblättern. Es bedeutet Wahrheit, Kommunikation und Sprechen. Das nächste Chakra ist Ajna, das dritte Auge, zwischen den Augenbrauen gelegen, es hat nur zwei nachtblaue Blütenblätter und ist für Intuition, Weitsicht und ganzheitliches Denken zuständig. Geh zum Scheitelpunkt, wo das siebte Chakra ist, Sahasrara, das Kronenchakra. Dort siehst du eine 1000-blättrige Lotosblüte mit schimmernden weißen Blättern, deine Verbindung zum Kosmos, das Tor zum Universum, zu Ganzheit und Glückseligkeit.

Lenke die Wahrnehmung zu Ajna ... betrachte Vishuddha ... geh zu Anahata ... zu Manipura ... zu Swadhisthana ... zu Muladhara. Wenn Mondlicht auf sie fällt, leuchten die Blätter der Lotosblüten wie Diamanten, einige sind schlicht, andere glühen, sie schimmern wie Gold und Silber, wie Diamanten und Sterne. Spüre die Energieschwingungen der Chakras und lass deinen Atem mit Prana, der Lebensenergie, reinigend und harmonisierend zu allen Chakras strömen. Stell dir vor, wie du mit dem Ausatmen alles abgibst, was du nicht mehr brauchst, und mit dem Einatmen frei für Neues wirst.

Betrachte nun wieder das erste Chakra zwischen Anus und Geschlechtsorgan, das zweite Chakra auf Höhe des Schambeins, das dritte Chakra beim Nabel, das vierte Chakra hinter dem Herzen, das fünfte Chakra an der Kehle, das sechste Chakra zwischen den Augenbrauen, das siebte Chakra am Scheitelpunkt. Nimm wahr, wie die einzelnen Chakras auf dich wirken, welche Gefühle und Empfindungen sie hervorrufen. Betrachte deine wahre Natur und erkenne deine Aufgaben, deine Wachstumschancen. Nimm dich selbst voller Liebe, Mitgefühl und Vergebung an. Segne dich. Lass Freude ausstrahlen auf dein Leben, deine Welt. Fühle dich umhüllt von einem schützenden und heilenden Licht.

(Einige Minuten lang schweigt der/die Vorlesende.)

Nun komm langsam zurück. Verabschiede dich von Bildern und Träumen. Atme wieder tiefer und kräftiger ein und aus und beginne, die Finger und Zehen zu bewegen. Mach Kreise mit Händen und Füßen, räkle und recke dich. Dehn dich, streck die Arme über den Kopf und mach dich ganz lang. Dann stell die Füße auf und lass die Knie erst nach links, dann nach rechts sinken. Zieh die Knie zur Brust, umfasse sie mit den Händen und roll auf der Wirbelsäule vor und zurück. Richte dich dann zum Sitzen auf.

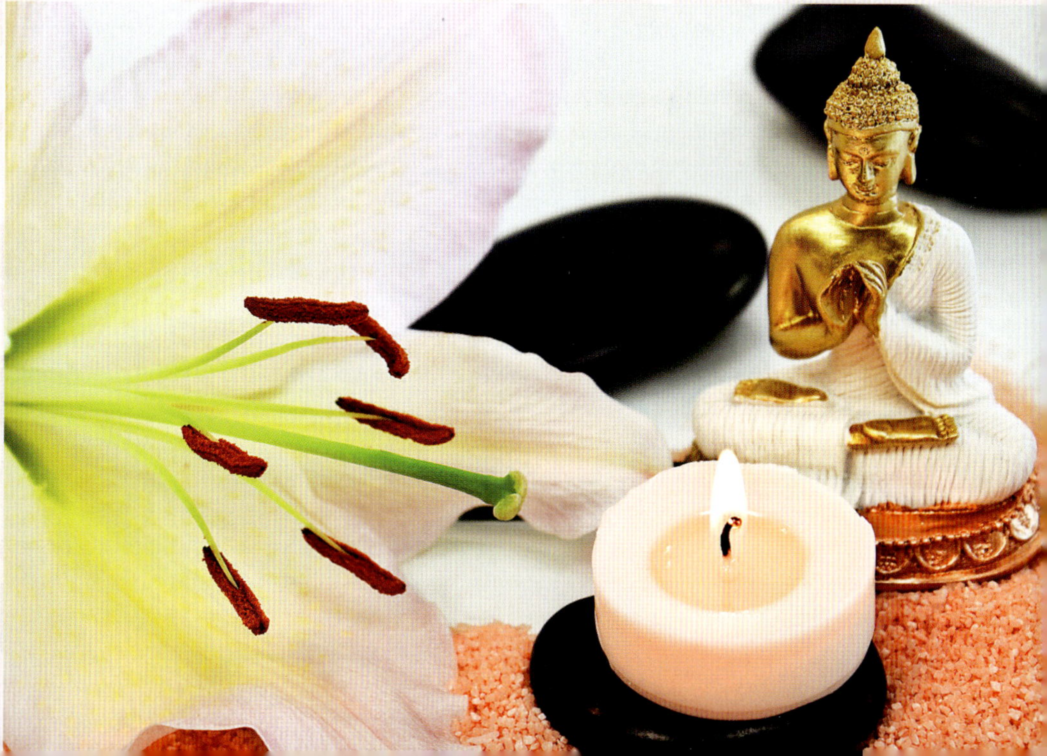

2. Visualisierung für das Follikelwachstum und die Einnistung des Eis

»Lassen Sie doch einfach mal los.« – »Entspannt euch, dann wird das schon.« – »Es gibt keine medizinischen Gründe, warum es nicht klappen sollte.« – »Medizinisch gesehen können wir nichts (mehr) tun.« – »Denkt einfach nicht mehr daran und lasst es geschehen.«

Alles gut gemeinte Ratschläge, die Paaren in der Kinderwunschzeit von wohlwollenden Mitmenschen gegeben werden, die aber letztlich nicht helfen. Denn wie soll es gehen, einfach mal loszulassen, wenn der Wunsch nach einem Kind so übermächtig ist, dass er alles andere bestimmt? Man kann sich nicht verordnen, nicht mehr daran zu denken, aber man kann versuchen, den Geist zu steuern – den Affen zu dressieren –, indem man bewusst positive Bilder einsetzt und über die angenehmen Gefühle den Hormonhaushalt anregt. Der Körper reagiert auf emotionale Signale, auf unterbewusste Schwingungen. Wenn Frauen ihren Körper überzeugen wollen, schwanger zu werden, ist es wichtig, ihm die richtigen Signale und Bilder aus dem Unterbewusstsein zu senden. Dabei ist es wichtig zu wissen, dass das Unterbewusstsein keine Negation kennt: Wenn Sie sich zum Beispiel sagen, Sie sollten nicht an rosa Elefanten denken, dann produziert Ihr Unterbewusstsein flugs ein Bild der rosa Dickhäuter. Wenn Sie Ihr Unterbewusstsein erreichen möchten, müssen Sie zu ihm in positiven Bildern sprechen, die es sofort und ohne Umweg über den kritischen Geist erreichen.

Frauen mit Kinderwunsch sollten daher auf jeden Fall die Kraft der Visualisierung nutzen. Das bedeutet, sie sollten sich etwas vorstellen und ein unterstützendes Bild kreieren, um die Energie der Gedanken umzulenken. Machen Sie sich beispielsweise ein Bild von Ihren Eierstöcken. Dazu müssen Sie nicht wissen, wie diese anatomisch richtig aussehen. Machen Sie sich einfach ein Bild Ihrer Eierstöcke, das Ihnen gefällt, vielleicht wie zwei Fruchtstauden, deren Früchte Sie beim Reifwerden beobachten. Jeden Tag schauen Sie zu, wie aus den Knospen Früchte heranwachsen, größer werden, reifen. Finden Sie ein eigenes Bild, vielleicht aus dem Garten, vielleicht ist es ein impressionistisches Gemälde Ihres Bauches, das täglich weitergemalt wird und an dem Sie den Vorgang des Wachsens und Reifens beobachten können. Wichtig ist nur, dass das Bild Ihnen sympathisch und angenehm ist, dass es Sie berührt. Gehen Sie täglich in sich und lenken Sie die Aufmerksamkeit zu dem von Ihnen geschaffenen Bild der Eierstöcke, denen Sie wohlwollend bei ihrer Tätigkeit zuschauen. Das ist wichtig – bedrängen Sie Ihren Körper nicht, indem Sie besonders schnell hochleistungsfähige Turboeier zu züchten versuchen, sondern schauen Sie in neutraler Gelassenheit vom Standpunkt Ihres wahren Selbst zu, wie Ihr Körper die Follikel größer werden lässt.

Nach dem Eisprung variieren Sie die Visualisierung: Stellen Sie sich nun Ihre Gebärmutter vor, vielleicht als eine gemütliche rote Höhle, angenehm ausgeleuchtet, oder als ein kuscheliges Nest – oder wie Sie Ihren Uterus eben sehen möchten. Schauen Sie zu, wie die Gebärmutter immer wärmer, weicher und einladender wird und wie eine kleine, befruchtete Eizelle sich dort hineinschmiegt, wie sie sich wohlfühlt und mit allem versorgt wird, was für ihr Wachsen und Gedeihen notwendig ist. Bleiben Sie so lange bei diesem Bild, wie Sie mögen.

Diese Visualisierungsübungen helfen dabei, die Ungeduld und Unruhe abzubauen, die durch das bisher vergebliche Warten auf das Eintreten der Schwangerschaft entstanden sind. Anstatt sich hilflos von Woche zu Woche zu hangeln, nutzen Sie die Kraft der positiven Bilder, um sich selbst zu unterstützen. Die Macht der Autosuggestion ist sogar wissenschaftlich bewiesen: Untersuchungen erwiesen eine bessere Durchblutung von Gebärmutter und Eierstöcken durch entspannte und damit erweiterte Gefäße.

Immer nur gesund essen, Vorsorge treffen, sich fruchtbarkeitsfördernd verhalten und Yoga üben, kann auf Dauer recht anstrengend und lustfeindlich werden. Neben all den noch so sinnvollen alternativen Therapien, Ernährungs- und Verhaltenstipps sollten Sie die sinnlichen Genüsse nicht vernachlässigen! Ein Baby entspringt der Liebe, die Sie in Ihrer Partnerschaft zelebrieren, und nicht zuletzt der Zärtlichkeit und Sinnenfreude, mit der Sie Ihre Geschlechtlichkeit ausleben – ganz Frau sind, ganz Mann sind. Daneben gibt es viele Aspekte im Leben, die sich positiv auswirken können und gleichzeitig einen hohen Genussfaktor aufweisen.

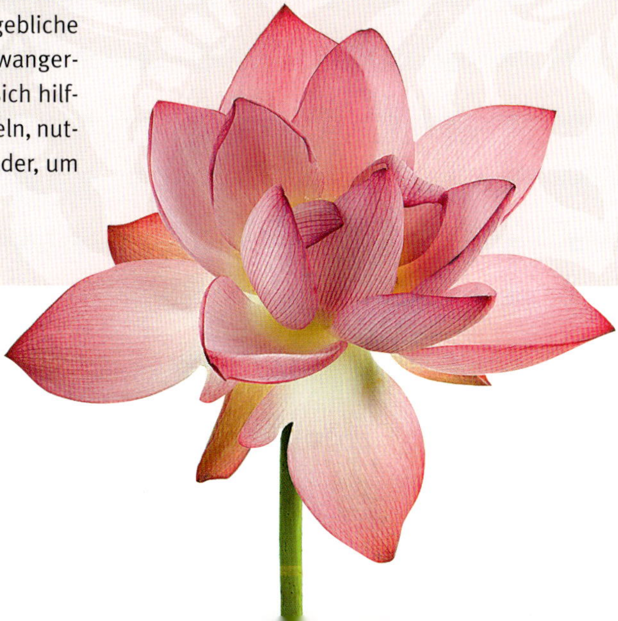

MIT ALLEN SINNEN GENIEßEN

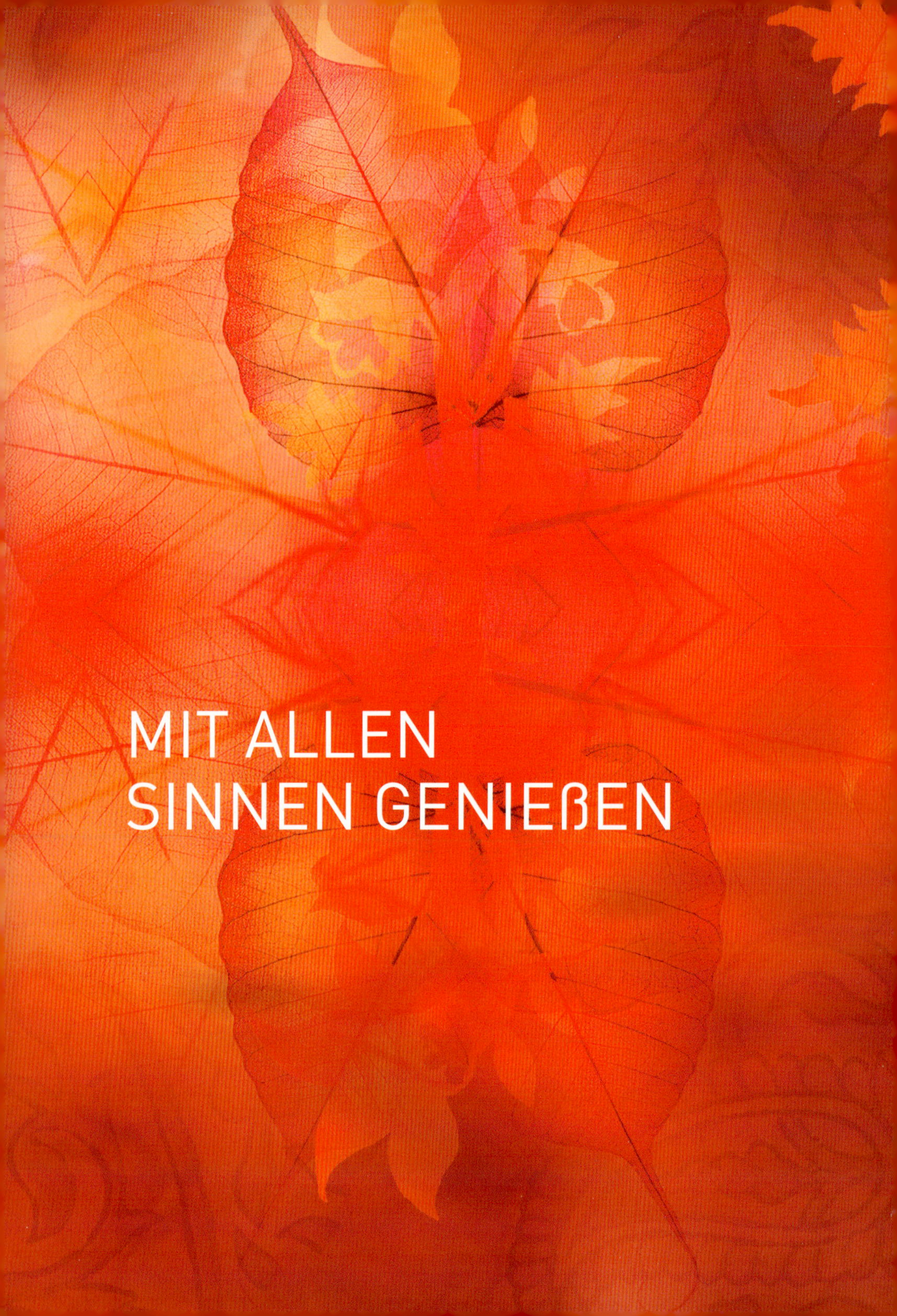

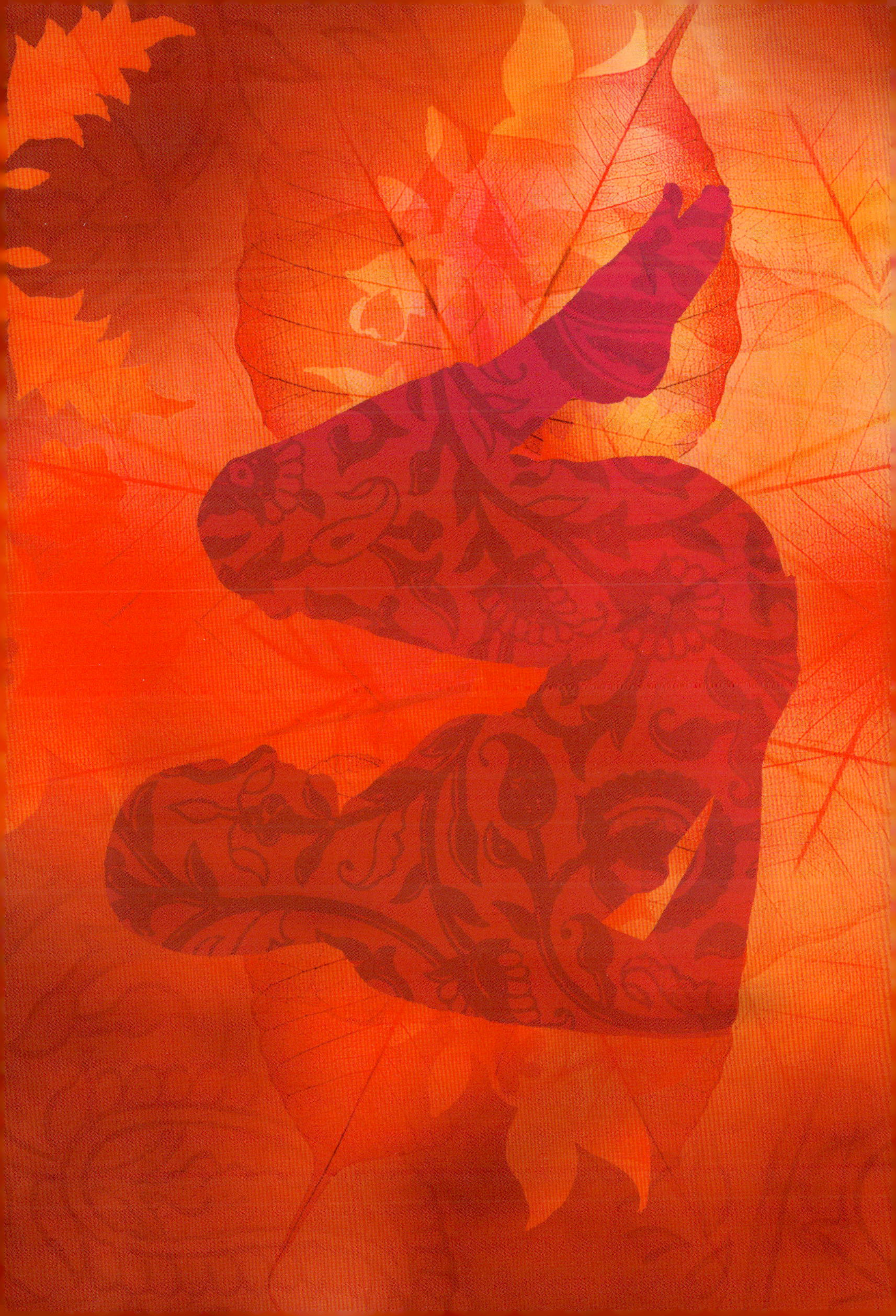

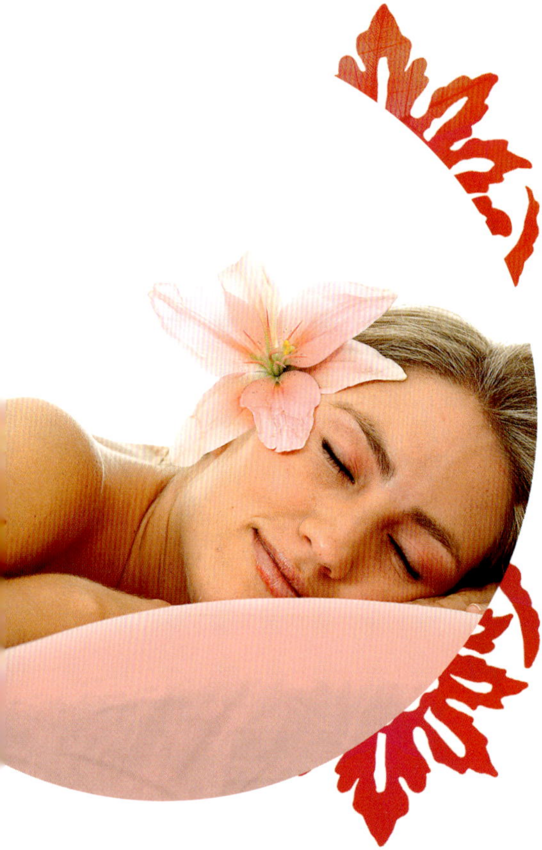

Auf der Sonnenseite des Lebens

Über die schädlichen Folgen von zu viel Sonne für die Haut ist in den vergangenen Jahren so viel berichtet worden, dass man darüber die positiven Auswirkungen des Sonnenlichts auf Gemüt, Stimmung und Hormone fast vergessen hat. Das natürliche Licht der Sonne wirkt antidepressiv – und man weiß, dass Depressionen die Fruchtbarkeit einschränken. Zudem dient die Epiphyse oder Zirbeldrüse als »Lichtmesser«. In der yogischen Vorstellung sitzt dort das siebte Chakra, das »Tor zum Universum«. Die Zirbeldrüse ist ein wichtiger Teil des Kontrollsystems für Fortpflanzungshormone. Wenn Sie nicht genug Sonnenlicht tanken, kann dieses System nicht richtig arbeiten. Untersuchungen zufolge ist eine Stunde täglich optimal, um die Fruchtbarkeit zu steigern. Dazu muss die Sonne nicht einmal scheinen, es reicht auch, wenn sie hinter einer Wolkendecke verborgen ist.

Bauchtanz

Viele denken, Bauchtanz wäre in erster Linie erfunden worden, um Männer zu verführen. Was heute vielfach als Touristenattraktion oder extrovertiertes Liebesritual dient, lief früher meistens im Verborgenen ab, denn Männer durften den Frauen dabei nicht zusehen. Bauchtanz basiert auf alten Fruchtbarkeitsriten und die Bewegungen zielen auf Beckenboden- und tiefe Bauchmuskeln ab, die bei Sex, Schwangerschaft und Geburt zum Einsatz kommen. Wenn Frauen Bauchtanz in der Kinderwunschzeit praktizieren, werden sie zwar nicht auf mystische Weise schwanger, aber sie werden sich der weiblichen Urkraft und ihrer ureigenen Sinnlichkeit und Schöpfungsenergie bewusst und trainieren nebenbei ihre Tiefenmuskulatur. Bauchtanz regt den Eisprung an und vertieft das sexuelle Empfinden. Um Bauchtanz zu erlernen, belegen Sie am besten einen Kurs. Es gibt übrigens auch eine Tradition von Fruchtbarkeitstänzen, die afrikanischen Ursprungs sind.

Erotischer Paartanz

Wussten Sie, dass es heißt, man solle mit seinem Partner/seiner Partnerin tanzen, bevor man ihn/sie heiratet? Wie jemand tanzt, verrät oft viel mehr über die Person als tiefschürfende Gespräche. Auf dieser körperlich-sinnlichen Ebene zu harmonieren, ist häufig verbindender als der Abgleich einer vernunftbasierten Lebensplanung. Gemeinsam mit dem Partner zu tanzen, ist eine genussvolle Erfahrung, stärkt das zweite Chakra und kann die Fruchtbarkeit anregen. Tanzen stimuliert den Blutfluss in den reproduktiven Zonen des Körpers, wodurch eine Empfängnis wahrscheinlicher wird.

Selbst wenn es nicht zu einer baldigen Schwangerschaft führt: Belegen Sie zusammen einen Tanzkurs, am besten Tango Argentino. Er ist der sinnlichste aller Tänze, denn er gilt als der vertikale Ausdruck eines horizontalen Gefühls und kann Ihre Partnerschaft dauerhaft erotisieren. Bei keinem anderen Tanz werden Sie so in gemeinsame Schwingungen kommen wie beim argentinischen Tango, der in einer engen Umarmung getanzt wird. Ziel ist dabei nicht das Einstudieren komplizierter Schrittfolgen, sondern Sie lernen, gemeinsam zur Musik zu gehen und einander zu spüren, wahrzunehmen. Damit ist dieser Tanz gar nicht so weit vom Yoga entfernt! Miteinander in einen Tanzfluss zu kommen, kann eine höchst meditative Erfahrung sein. Tango Argentino wirkt daher direkt auf die rechte Gehirnhälfte und stimuliert Emotionen, Intuition und Entspannung. Nebenbei festigen Sie Ihre Verbindung als Paar und schaffen so eine stabile Basis für die nervenaufreibende Zeit als Eltern.

Spaß- statt Pflichtsex

Am Anfang ist es ein prickelndes, sexy Projekt: Endlich müssen Sie sich keine Gedanken mehr über Verhütung machen, können ungeschützt miteinander schlafen, wann immer Sie wollen, und Ihrer Lust so richtig freien Lauf lassen. So beginnt es meistens, wenn Sie sich dafür entscheiden, ein Baby haben zu wollen. Der Gedanke, dass es »gerade jetzt« klappen könnte, ist dabei, wenn Sie miteinander ins Bett gehen, und wirkt als

Aphrodisiakum. Doch wenn dann Monat um Monat verstreicht und nichts passiert, kann die Stimmung ins Gegenteil umkippen. Der Spaß- wird zu Pflichtsex, der mehr und mehr zur Routine wird, in der Hoffnung und mit dem Ziel, dass es nun doch endlich klappen möge. Die Lust wird zweitrangig, bis sie irgendwann ganz in den Hintergrund tritt.

Was als Liebeswunsch begann, ermüdet und frustriert Sie, weil Ihre Pläne sich nicht so schnell erfüllen, wie Sie erwartet haben. Irgendwann schlafen Sie nur noch an den hochfruchtbaren Tagen miteinander, damit die Konzentration der befruchtungsfähigen Samenzellen auf dem Höhepunkt ist und das Ei reif. Vielleicht fühlen sich beide Partner sogar nur noch auf ihre Funktion reduziert: der Mann als Samenspender unter Zeugungsdruck, die Frau als Gebärmaschine und Gefäß, das es zu füllen gilt. Spätestens jetzt sollten Sie die Notbremse ziehen.

Erinnern Sie sich noch an die Zeit, als Sie jung verliebt oder frisch verheiratet waren? Sie konnten die Hände nicht voneinander lassen und waren wie im Hormonrausch. Sie haben oft und gern miteinander geschlafen und zwar so, wie Sie wollten, und nicht in vermeintlich empfängnisfördernden Positionen.

Versuchen Sie, wieder mehr Vertrauen in die Natur zu entwickeln, die ihren Weg schon finden wird. Denken Sie zurück an jene unbeschwerten Anfangszeiten des Verliebtseins und schlafen Sie erst dann wieder miteinander, wenn Sie einander begehren – auch wenn das bedeutet, dass vielleicht einige Wochen »kostbarer Zeit« vergehen.

Liebespositionen

Früher sagte man, die Missionarsstellung wäre die beste, um ein Baby zu zeugen. Nach dem männlichen Orgasmus sollte die Frau das Becken hochlagern und sich eine halbe Stunde am besten gar nicht mehr bewegen. Heute gibt es andere Erkenntnisse. Jede Sexposition ist gut, bei der der Mann tief in der Scheide der Frau ejakuliert. Sie muss danach nicht noch die Beine hochlagern, damit die Samenfäden ihren Weg zur Eizelle finden. Manche Frauen befürchten, dass die Erdanziehung der Befruchtung entgegenwirkt, wenn sie oben sind. Doch Samen sind schnelle kleine Schwimmer, die ihren Weg unbeirrt finden, wenn es so sein soll. Lassen Sie sich wieder zwanglos aufeinander ein und schauen Sie, wohin die Lust Sie führt. Spielen Sie miteinander, probieren Sie neue Positionen, Orte, Abläufe aus.

Möglicherweise wirkt neue Wäsche Wunder, in der Sie sich verführerisch und sexy fühlen. Probieren Sie Rollenspiele aus, lassen Sie sich fesseln, buchen Sie übers Wochenende ein Romantikhotel, um Ihren Partner/Ihre Partnerin zu überraschen, schauen Sie Pornofilme – was immer Sie von Routine und Langeweile wegbringt.

Stresslösende Massagen

Wenn der Sex allmählich zur Pflicht wird, nimmt der Stress zu. Eine entspannende Einstimmung auf die erotische Begegnung kann eine gegenseitige Massage sein. Massagen senken den Level des Stresshormons Cortisol und heben den Pegel der Botenstoffe Serotonin und Dopamin im Gehirn an. Beides sind Wohlfühl- und Bindungshormone, die ausgeschüttet werden, wenn Sie Freude erfahren. Nachdem Sie einander ausgiebig und sinnlich massiert haben, kommen Sie vielleicht ganz von selbst in Stimmung, miteinander zu schlafen – und wenn nicht, haben Sie einander etwas Gutes getan.

Auf Gleitmittel und Oralsex verzichten

Mit Blick auf die Empfängnis gibt es leider doch ein Gebot zum zeitweiligen Verzicht. Eine Studie in Belfast, Irland, belegte, dass Speichel die Beweglichkeit der Samenzellen signifikant einschränkt, und zwar um 50 Prozent während der ersten fünf Minuten des Geschlechtsverkehrs und sogar um 95 Prozent während der folgenden 15 Minuten. Es könnte daher besser sein, auf beiderseitigen Oralsex zu verzichten – zumindest während der hochfruchtbaren Phase.
Ebenso sollten Sie keine Gleitmittel auf Ölbasis verwenden, wenn Sie sich ein Kind wünschen, da diese Spermien töten können, ebenso wie Düfte und nicht-organische Aromastoffe. Gleitmittel schränken zudem die Mobilität der überlebenden Spermien ein. Es gibt natürliche Alternativen, die sicher sind, wie Olivenöl, Maisöl oder Eiweiß und einige nicht-spermizide Gleitmittel, die ungefährlich sind. Am besten, Sie geben sich einem so wunderbaren Vorspiel hin, dass Sie selbst mehr als genug Feuchtigkeit produzieren.

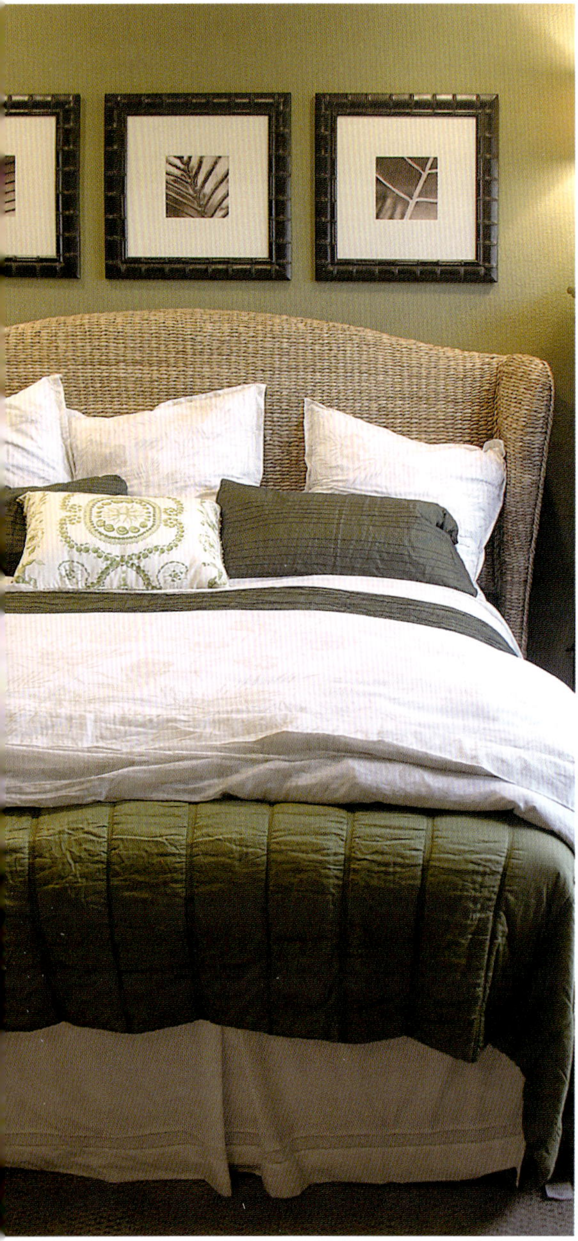

Schöner Nachmittagssex

Tagsüber miteinander zu schlafen empfiehlt sich nicht nur, weil man dann nicht so müde ist wie abends oder nachts, sondern die Tageszeit wirkt sich tatsächlich auf die Wahrscheinlichkeit aus, ein Kind zu zeugen. Dies zeigte eine italienische Studie. Demnach sollen Männer nachmittags mehr und schnellere Spermien produzieren als zu jedem anderen Zeitpunkt des Tages. Ein Vorschlag für ein genussvolles Wochenende zu zweit: Sie gehen am Freitagabend schön essen, anschließend bis spät nachts tanzen – am besten Tango Argentino –, schlafen am Samstag lange aus, frühstücken ausgiebig und verbringen den Nachmittag mit erotischen Spielen im Bett. Und dann wiederholen Sie den Ablauf nochmal, denn das Wochenende hat ja gerade erst begonnen. Die Kinderwunschzeit ist eine wunderbare Lebensphase, die Sie mit allen Sinnen noch zu zweit genießen dürfen, bevor es mit der Ruhe erst mal vorbei ist!

Ein Wort zum Schluss: Wenn alles nicht hilft ...

Vielleicht gelangen Sie irgendwann an den Punkt, wo Sie alles versucht haben, inklusive medizinischer Fruchtbarkeitsbehandlungen, die in diesem Buch nicht angesprochen wurden. Sie wünschen sich zwar immer noch ein Kind, aber Sie wissen nicht mehr, wie dieser Wunsch jemals in Erfüllung gehen soll – und ob überhaupt. Dann hilft nur noch LOSLASSEN.

Nicht der Wunsch an sich soll verleugnet werden, sondern zunächst sollten Sie alle Aktivitäten zur Wunscherfüllung beenden, ob innerlich oder äußerlich, aktiv oder passiv. Falls Sie eine Temperaturkurve führen, werfen Sie sie weg. Packen Sie alle Bücher weg und alle Ernährungsratgeber. Schlafen Sie nur noch mit Ihrem Partner, wenn Sie Lust dazu haben, und tun Sie es nur noch um Ihrer selbst willen. Hören Sie dabei aber nicht auf, mit Ihrem Partner zu reden – drücken Sie Ihre Gefühle aus, auch die schmerzhaften, kehren Sie nichts unter den Teppich.

Stoppen Sie jedoch wohlmeinende Außenstehende in ihrer Fragerei und machen Sie klar, dass Sie nicht mehr über das Thema reden wollen. Sorgen Sie für sich selbst, tun Sie sich Gutes und machen Sie, was Ihnen Spaß macht – entspannen Sie, praktizieren Sie weiter Yoga, fangen Sie ein neues Hobby an oder verreisen Sie an einen Ort, an dem Sie noch nie waren. Vertrauen Sie Ihrem Körper in seiner Weisheit, auch wenn das bedeutet, dass er etwas nicht tut, was Sie von ihm wollen.

Vielleicht ist es irgendwann an der Zeit, sich von dem Kinderwunsch an sich zu verabschieden, ihn loszulassen. Es kann ein schwieriger, langer Trauerprozess sein, das Ende eines Lebensplans, bei dem Sie vielleicht auch therapeutische Hilfe brauchen. Doch den Weg des Loslassens und Abschieds werden wir alle bei der Vollendung unseres Lebensweges gehen müssen, ob ohne oder mit Kindern, die auch irgendwann weggehen.

Dank

Mein Dank gilt meinen Lehrern, allen voran Yogi Bhajan, der mir Kundalini Yoga geschenkt und mein Dasein damit neu ausgerichtet hat.
Ich danke meiner Familie für ihre Liebe, Nähe und Verbundenheit, besonders meinen Kindern Laura und Elias, die mein Leben von Grund auf verändert und bereichert haben. Durch sie habe ich gelernt, was bedingungslose Liebe ist.

Literatur

Fiegl, Jutta: »Unerfüllter Kinderwunsch – Das Wechselspiel von Körper und Seele«, München 2008

Hahn, Kim et al.: »Fertilitiy Facts – Hundreds of Tips for Getting Pregnant«, San Francisco 2008

Har Darshan Kaur: »Yoga für Frauen – Yoga-Übungen, Yogi-Tipps & Inspirationen für Frauen«, Groß-Umstadt 2006

Leppert, Kerstin:»Erfüllter Sex mit Yoga – Energie und Harmonie in der Partnerschaft«, München 2011

Leppert, Kerstin:»Nie mehr Schnupfen & Co. – Yoga für das Immunsystem«, München 2009

Ohlig, Adelheid: »Luna-Yoga – Der sanfte Weg zu Fruchtbarkeit und Lebenskraft«, München 1991

Schreiber, Zoe/Westner, Franz: »Im Herzen Tango«, München 2010

Shakta Kaur Khalsa: »Yoga für Frauen – Gesundheit und Wohlbefinden in jeder Lebensphase«, München 2003

Tarn Taran Kaur Khalsa: »Yoga für werdende Eltern – Vorbereitung auf die Geburt«, München 1994

Yogi Bhajan: »Kundalini Yoga Praxisbuch Band 3: Venus-Kriyas Partnerübungen«, Hamburg 2009

Yogi Bhajan: »Überlebenshandbuch – Meditationen und Yoga speziell gegen Stress und Druck unserer Zeit«, Kundalini Research Institute 1980

Zart, Birgit: »Gelassen durch die Kinderwunschzeit – Loslassen lernen und empfangen«, München 2009

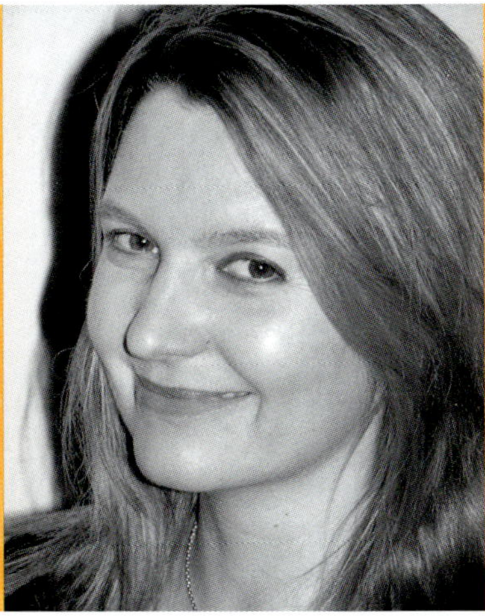

© Kerstin Leppert

Die Autorin

Kerstin Leppert, geboren 1967, ist seit 1994 Kundalini Yogalehrerin. Sie leitet Yogakurse und erteilt auch Einzelunterricht bei speziellen Bedürfnissen und Problemen. Als verantwortliche Redakteurin betreut sie das »Kundalini Yoga Journal«, die Fachzeitung für Kundalini Yoga in Deutschland.

Neben diversen Beiträgen für Fach- und Literaturzeitschriften sowie Anthologien hat sie bisher drei Gedichtbände und einen Roman veröffentlicht. Im nymphenburger Verlag sind von ihr bereits »Das ErsteHilfebuch bei Liebeskummer«, »Nie mehr Stress«, »Nie mehr Schnupfen & Co.« und »Erfüllter Sex mit Yoga« erschienen.

Weitere Informationen über ihre Arbeit erhalten Sie unter *www.yogaundpilates.de* sowie *www.gedichte-pur.de*.

Die Autorin ist verheiratet und hat zwei Kinder. Sie lebt mit ihrer Familie in Hamburg.

nymphenburger**kompetent**

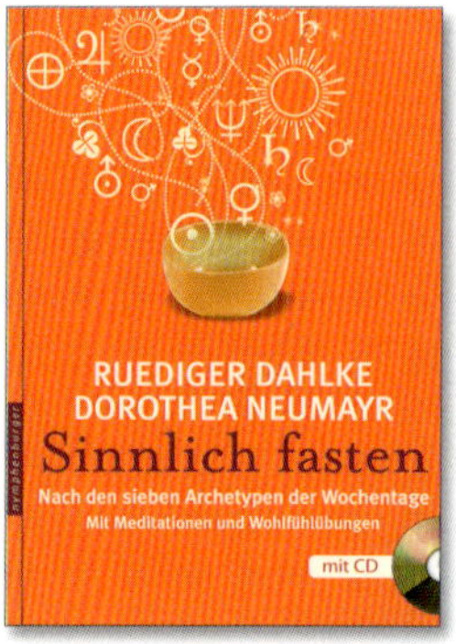

152 S., ISBN 978-3-485-01307-9

Erneuern Sie Körper und Seele! Dank Fasten hört, sieht, riecht, schmeckt und fühlt man intensiver. Die Autoren erklären, wie man das Bewusstsein für alle Sinne schult und eine klare Vision des eigenen Lebens findet.

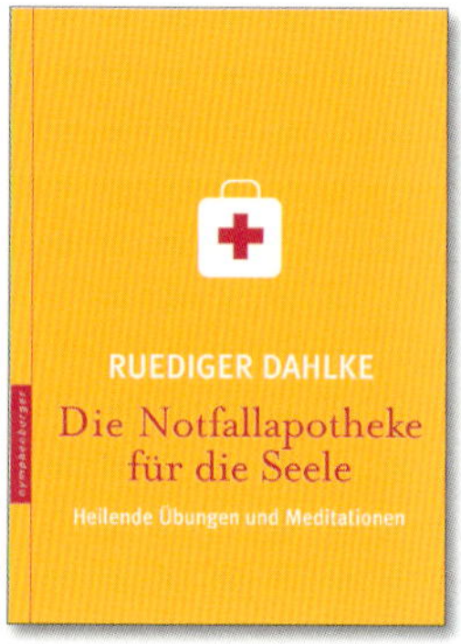

128 S., ISBN 978-3-485-01120-4

Die Botschaften der Seele verstehen: Ruediger Dahlke zeigt, wie jeder konkret etwas für sich tun kann, wenn Angst, Stress, Burn-out, Trauer, Wut oder Enttäuschung das Leben beeinträchtigen. Die Übungen verhelfen zu mehr Vertrauen und Lebensfreude.

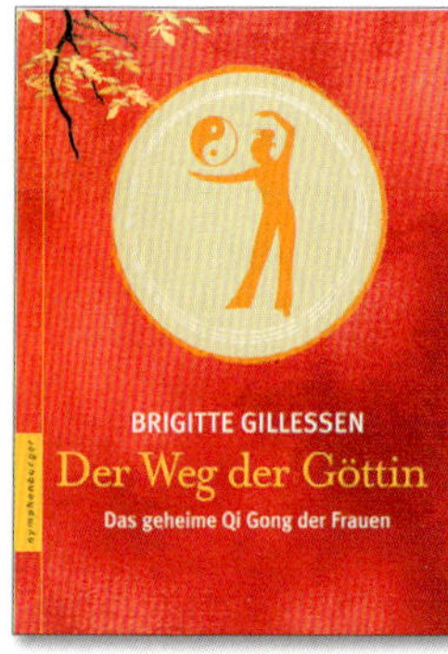

112 S., ISBN 978-3-485-01121-1

Die weibliche Energie stärken! Die Qi-Gong-Meisterin Brigitte Gillessen stellt Übungen aus einer traditionellen Qi-Gong-Form für Frauen vor. Sie führen zu neuem Bewusstsein, fördern die Gesundheit und lehren Frauen, sich selbst zu finden.

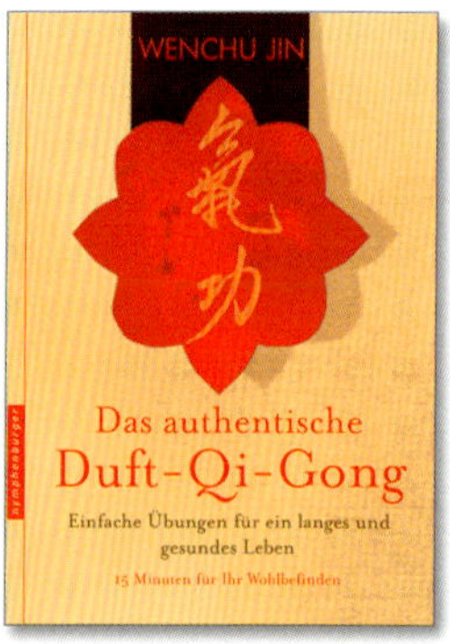

112 S., ISBN 978-3-485-01360-4

Durch die Übungen des Duft-Qi-Gong wird der Körper entgiftet, um frische Lebensenergie aufnehmen zu können. Je weiter dieser Prozess fortschreitet, desto besser duftet der Übende. Ein Teil des Programms kann im Sitzen ausgeführt werden und ist somit auch für ältere Menschen geeignet.

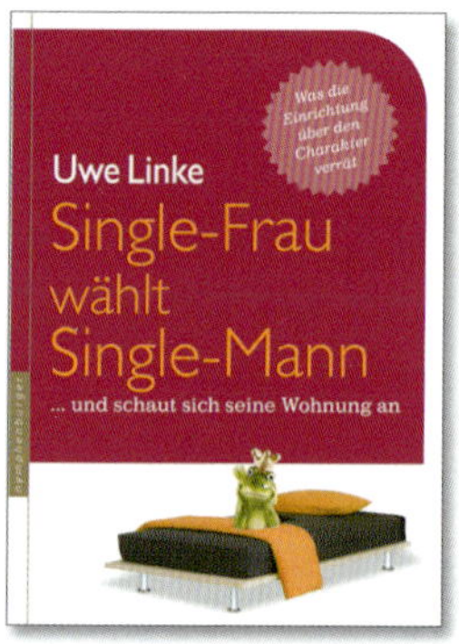

128 S., 978-3-485-01375-8

Die Wohnung eines Mannes verrät, wie er mit wichtigen Herzensangelegenheiten umgeht. Das Buch erklärt anhand von zehn Wohnungsbeispielen, was sich aus der Einrichtung ablesen lässt. So kann Single-Frau die Knackpunkte einer möglichen Beziehung schon im Ansatz erkennen.

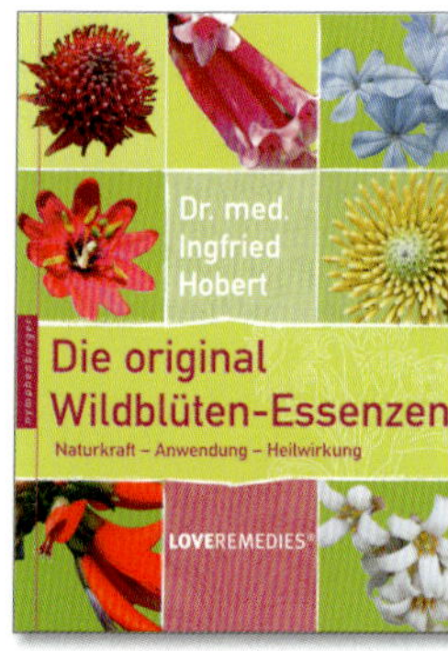

160 S., ISBN 978-3-485-01361-1

Die neue Generation von Blütenessenzen: Jede der Wildblüten steht mit unseren tiefsten Ebenen in Resonanz und wirkt ausgleichend auf Geist und Emotionen. Wir finden zur Akzeptanz dessen, was ist, und stärken uns für notwendige Veränderungen.

www.nymphenburger-verlag.de

Ratgeber aus der Praxis für die Praxis

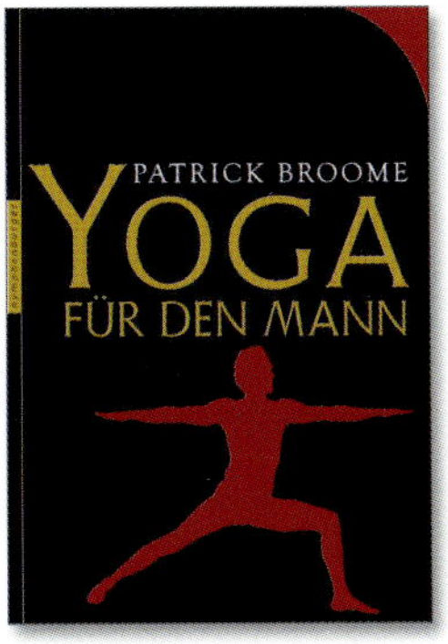

128 S., 978-3-485-01165-5

Patrick Broome, Yoga-Lehrer der Deutschen Fußball-Nationalmannschaft, zeigt Schritt für Schritt komplexe Bewegungsserien, die an die Bedürfnisse des männlichen Körpers angepasst sind. Sie sorgen für innere Stärke und verleihen Balance und Gelassenheit.

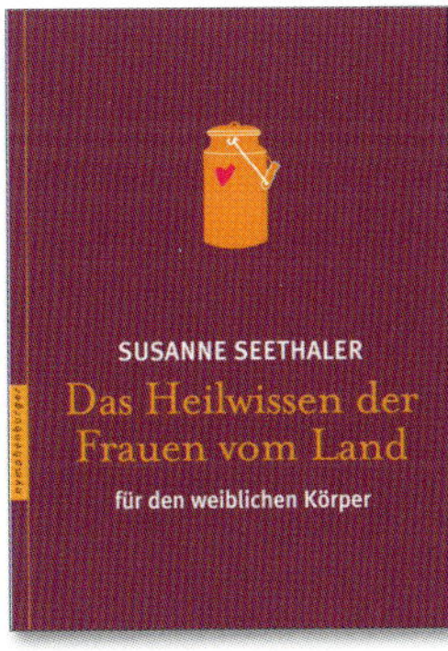

144 S., ISBN 978-3-485-01175-4

Von Kräuterwickel bis Tinkturen: Susanne Seethaler hat Bäuerinnen nach alten Traditionen befragt und bewährte Hausmittel für Frauenbeschwerden, magische und christliche Rituale und heimische Kräuteranwendungen zusammengestellt.

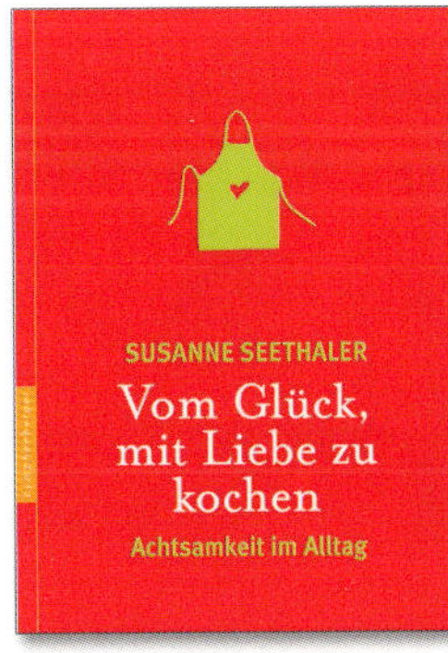

136 S., ISBN 978-3-485-01324-6

Glücklich leben lernen kann man in jedem Augenblick! Indem wir etwas bewusster tun, empfinden wir Freude und entdecken die Schönheit in allen Dingen. Mit Übungen, überlieferten Geschichten fernöstlicher und heimischer Küchenmeister sowie Rezepten.

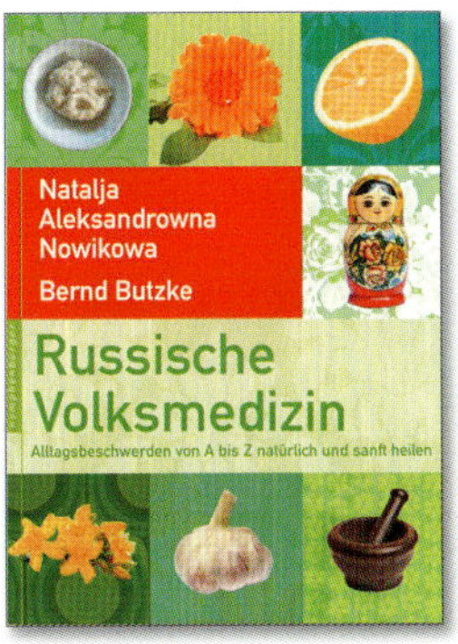

160 S., ISBN 978-3-485-01333-8

Sanfte Hilfe aus der Natur: Aus natürlichen Zutaten, die in jedem Haushalt zu finden sind, lassen sich Aufguss, Wickel, Tee oder Salbe herstellen. Im Buch werden die häufigsten Alltagsbeschwerden von A bis Z medizinisch erklärt und einfach anwendbare Rezepte empfohlen..

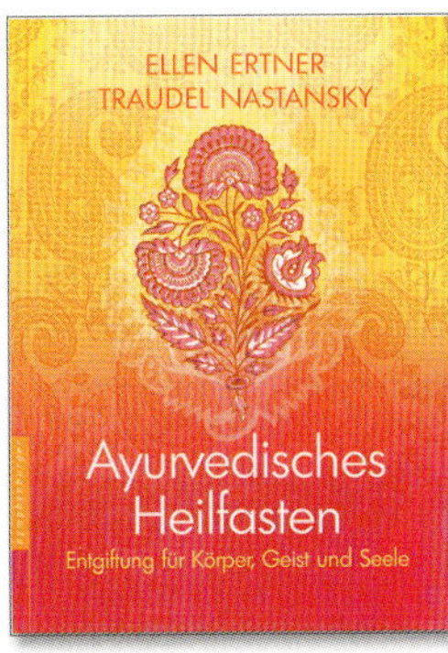

160 S., ISBN 978-3-485-01342-0

Fasten bedeutet im Ayurveda eine gezielte Anregung der Verdauung zur Entgiftung des Körpers. Mit Rezepten für die Fastentage und Anregungen für die Entlastungs- und Aufbautage ist das Programm alltagsbegleitend konzipiert und wurde mit Ayurveda-Ärzten auf Sri Lanka entwickelt.

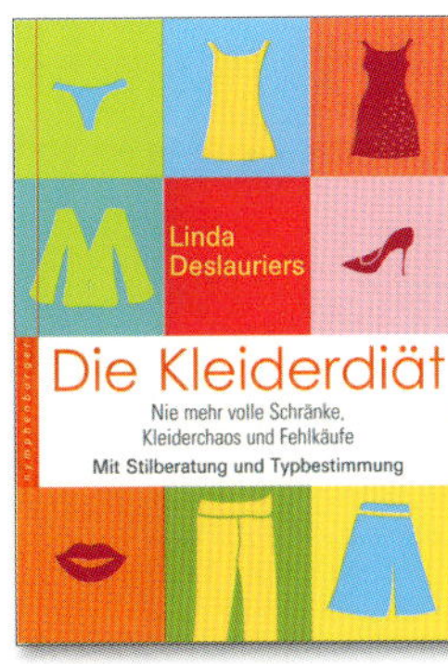

S. 128S., ISBN 978-3-485-01190-7

Lust auf einen Neuanfang! Das ultimative Buch für Platz im Kleiderschrank und das stilgerechte Outfit, unabhängig von Alter, Figur und finanziellen Mitteln. Mithilfe von Fragebögen, Übungen und Checklisten werden Sie zur Meisterin Ihrer Garderobe.

www.nymphenburger-verlag.de

Ratgeber von Kerstin Leppert bei *nymphenburger*

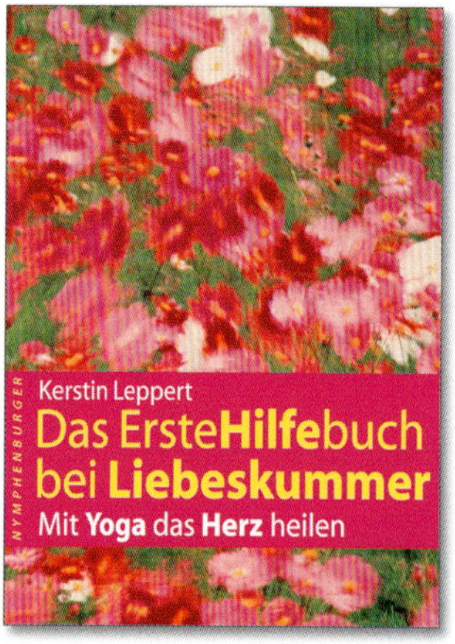

Yoga verleiht die Kraft, Liebeskummer loszulassen, das Leben wieder selbst in die Hand zu nehmen und sich den Herausforderungen des Alltags zu stellen. Die stärkenden Übungen unterstützen den Heilungsprozess und sorgen für emotionale Ausgeglichenheit.

64 S., durchg. vierfarbig mit Abbildungen
ISBN 978-3-485-01060-3

Praktische Hilfe bei Stress und Belastung: Ein speziell entwickeltes Yoga-Relax-Programm ermöglicht mehr Ruhe und Gelassenheit in unserem Alltag. Gelangen Sie mit Kerstin Lepperts Entspannungstipps zu mehr Energie und Ausgeglichenheit.

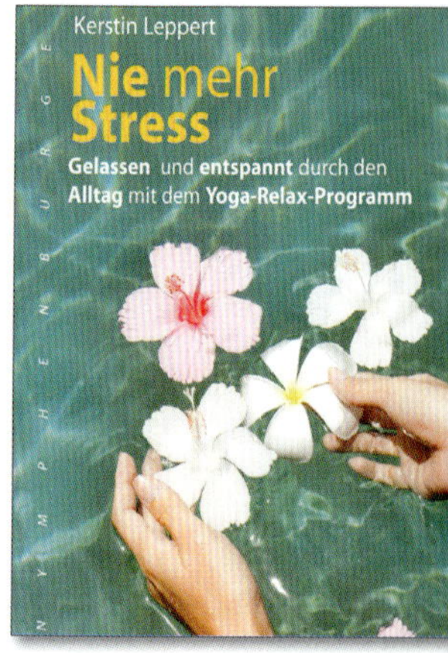

64 S., durchg. vierfarbig mit Abbildungen
ISBN 978-3-485-01124-2

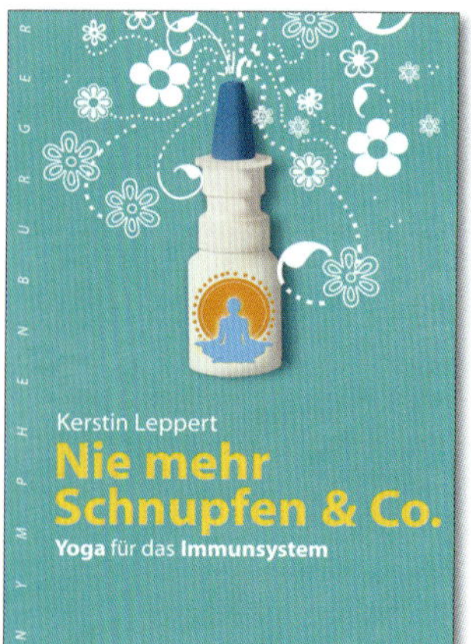

Aktiv die Abwehrkräfte stärken: Kerstin Leppert stellt ein effektives Yogaprogramm vor, das die Abwehrorgane kräftigt, sowie Atemübungen, die Krankheiten vorbeugen. Außerdem gibt sie Tipps zu Ernährung und Lebensstil, die dem Körper helfen, gesund zu bleiben. So haben Bakterien und Viren keine Chance mehr.

64 S., durchg. vierfarbig mit Abbildungen
ISBN 978-3-485-01194-5

Das kleine Kamasutra: Ein feines Gespür für den eigenen Körper ist die Basis für eine erfüllende sexuelle Beziehung. Dieses Buch zeigt, wie man schon mit einfachen Übungen die Sexualenergie steigert, die Lust auf Sex weckt und für ein abwechslungsreiches Liebesleben sorgt.

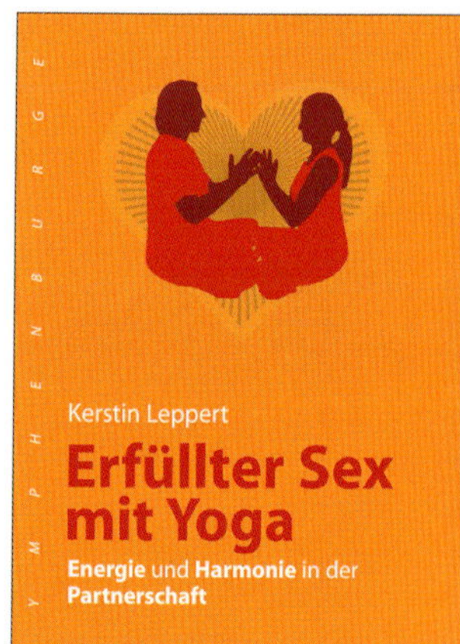

64 S., durchg. vierfarbig mit Abbildungen
ISBN 978-3-485-01334-5